Sven-Olof Olsson

DEN OMEDVETNA ZONEN

Din hjärnas hemliga liv

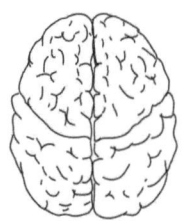

2015

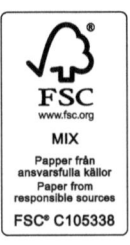

Tryck och förlag: BoD
ISBN 978-91-7569-026-1

Omslagsbild: Illustration av begreppen det medvetna, det förmedvetna och det omedvetna enligt pyskoanlysens teorier av Sigmund Freud.

Innehåll

Introduktion
Intuition och den omedvetna zonen

Begreppet "Den Omedvetna Zonen" i denna bok avser vår hjärnas områden där många intuitiva beslut och subliminal påverkan sker helt omedvetet. Som människor utsätts vi dagligen för dolda påverkningar som inte registreras av vårt medvetande. Vi säger att vi har beslutat efter vår magkänsla eller att vi, utan medveten kunskap, intuitivt bara vet hur något hänger ihop. Många kända vetenskapsmän (t.ex. Einstein, Maxwell) hänvisar till sin intuition när de plötsligt upptäcker nya tidigare okända samband inom fysiken. Nya rön inom hjärnforskning om perception pekar på att vårt medvetande endast i ringa grad kan tillgodogöra sig all den information som våra sinnesorgan producerar.

Hjärnforskare har visat att vi har en fördröjning på ca 0,5 sekund innan vi blir medvetna om t.ex. synintryck som genereras i storleksordningen 10 MB/s (10 miljoner informationsbitar per sekund). Denna fördröjning skulle kunna vara fatal i situationer där man behöver reagera instinktivt vid någon farlig händelse (flykt, risk för skada). Hjärnan har löst detta genom att reagera automatiskt utan en medveten tanke i många situationer. När vi t.ex. kör bil vet vi ofta inte hur vi har manövrerat bilen fram till destinationen, utan bilkörning har blivit en automatisk aktivitet tills det eventuellt händer något oväntat.

Vi kan i många fall träna upp en förmåga till automatiskt handlande som i en Budo sport, där kroppen tränas att instinktivt utföra lämpliga parader utan medvetandets inblandning. Även i många monotona arbetssituationer tenderar den som utför arbetet att dagdrömma, medan kroppen automatiskt utför de inlärda arbetsmomenten. Till skillnad från föregående tillstånd är "Flow" ett speciellt tillstånd där man går in i en arbetsuppgift och bokstavligen uppslukas av arbetsflödet och man blir omedveten av tid och omgivning. Det krävs vissa förutsättningar för att hamna i flow tillståndet.

Man talar också om dold (tyst) kunskap inom olika arbetsområden, där man ibland säger att företagets kunskap sitter i väggarna. Trogna medarbetare med mångårig erfarenhet i ett företag har ofta en omedveten kunskap som så att säga sitter i ryggmärgen. Ett exempel är från Ericsson Microwave (tidigare anställning) där en vågledare för mikrovågor till Tele-X satelliten med speciellt höga krav på noggrannhet (1/100 mm) skulle svarvas. Man fick anlita en pensionsmässig svarvare med lång erfarenhet av en speciell svarv för att kunna hålla nödvändig noggrannhet på vågledaren.

I vardagen är nutidsmänniskan utsatt för omedveten påverkan i många sammanhang. Beteendevetenskapen har kartlagt våra köpvanor och därmed utformat butikerna så att varuexponering, belysning, färgval och bakgrundsmusik anpassats för att utlösa optimal köplust hos kunden. Även reklambranschen undersöker hur man bäst kan få uppmärksamhet för tidningsannonser och TV reklam. I detta sammanhang talar man om subliminal perception där man har gjort försök att lägga in enstaka reklambilder i filmer vilka man inte ser medvetet men som ändå kan ge undermedvetna budskap.

En annan omedveten påverkan som vi dagligen utsätts för är vårt förhållande till kroppsspråk. Vi har oftast ett intuitivt sätt att tolka de signaler som omgivningen signalerar. I kapitel 6 ges en genomgång hur vi kan bli medvetna om denna påverkan.

Nyutveckling av elektronisk apparatur för mätning via elektroder på kroppen av normalt omedvetna endokrina funktioner har utmynnat i en ny terapiverksamhet kallad biofeedback. Utrustningen är utformad så att patienten visuellt eller ljudmässigt kan se den aktuella statusen på den mätta variabel. Genom biofeedback kan man t.ex. påverka hjärtverksamheten med medvetna suggestioner och direkt se återverkan på pulsrytmen. Terapeutiskt används biofeedback till att bl.a. påverka stressrelaterade sjukdomstillstånd. Liknande påverkan på kroppens endokrina system har man under årtusenden kunnat påverka via Yoga övningar. Metoder för att sänka andningsfrekvens, hjärtverksamhet och ämnesomsättning ingår i många Yoga traditioner.

9

Senare tids hjärnforskning har fått helt nya möjligheter att mäta hjärnans inre arbete genom kartläggning av de neurala nätverken via datorstyrda mätmetoder som funktionell magnetisk resonans tomografi (fMRI), Magnetencefalografi (MEG) och Transkraniell magnetisk stimulans (TMS) m.fl. Genom dessa metoder kan man idag i detalj följa hjärnans arbete och kartlägga många av de omedvetna aktiviteter som formar våra tankemönster. För personer med neurologiska sjukdomar kommer detta att medföra helt nya behandlingsmetoder.

Hypnos används inom medicinen som bedövning vid vissa operationer och som terapi vid bl.a. rökavvänjning och botande av fobier. Nyare forskning har visat att hypnos är ett speciellt medvetandetillstånd där man kan mäta ögonrörelser och EEG (mätning av elektrisk aktivitet i hjärnan via elektroder på utsidan av huvudet) som ger specifika mönster som skiljer sig från normalt vaket medvetande.

Placebo/nocebo effekter som påverkar oss bl.a. vid sjukdomsbehandling har kartlagts via moderna forskningsmetoder. Även i Sverige bedrivs denna typ av forskning på Karolinska sjukhuset i Stockholm under ledning av professor Martin Ingvar. Resultaten från placeboforskningen har redan påverkat framtagning och utprovning av nya medicinska preparat för att tillvarata den positiva påverkan som placebo kan medföra.

I psykoanalytiska termer enligt Freud, så talar han om olika skikt i det personliga medvetandet som han liknar vid ett isberg som flyter på vattenytan. Över vattenytan ligger det medvetna jaget och under ytan ligger det undermedvetna som likt isberget har störst innehåll. Vattenytan symboliseras med begreppet det förmedvetna som innehåller varseblivning som kan nås med viss ansträngning.

C G Jung, en av Simon Freuds tidigare medarbetade, utarbetade en egen teori då han införde termen det kollektivt omedvetna tillståndet där begreppet arketyper infördes.

I boken redogörs för delar av de senaste forskningsresultaten avseende hjärnans komplicerade neurologiska struktur. I kapitel 3 " Kan en hjärna hackas" ges ett urval av hjärnforskning som i en framtid t.o.m. kan tränga in under skallbenet och registrera den inre monologen hos en försöksperson. Kapitlen i boken kan läsas oberoende av varandra som artiklar i respektive ämnesområde. Varje kapitel avslutas med en sammanfattning av dess innehåll. Kapitel 1 och 2 ger en mer neurologisk bakgrund angående hjärnans inre arbete. Förslagsvis kan man i innehållsförteckningen välja ut några kapitel som väcker störst intresse att läsa först och därefter läsa om den neurologiska bakgrunden i kapitlen 1 och 2. Då varje kapitel innehåller nya definitioner och bakgrundsbeskrivningar bör man för att få full förståelse av boken "Den Omedvetna Zonen" göra en andra läsning från början för att även det som står mellan raderna skall framgå.

Kapitel 1 Medvetande, människans perception och begränsningar

Neuronernas universum

Den mänskliga hjärnan jämte djuphaven är två av jordens återstående outforskade vita fläckar, där vetenskapen står inför stora utmaningar. Man har relativt nyligen börjat få redskap för att kunna kartlägga de fysiologiska processer som mänskligheten tidigare bara kunnat utforska genom spekulationer och antaganden. Under senaste decennierna i samband med den snabba datorutvecklingen har hjärnforskningen intensifierats och nya metoder med magnetröntgen (fMRI), EEG, PET, MEG och TMS har medfört att man kan kartlägga de många olika aktiviteterna i hjärnans neurala nätverk. Detta har lett till att man börjat kunna urskilja enskilda tankemönster i en persons hjärna. Människans hjärna är troligen den mest komplicerade strukturen i universum med ca 100 miljarder hjärnceller (neuroner) och där varje neuron kan ha upp till 10000 nervförbindelser med andra neuroner i gigantiska nätverk. Komplexiteten i dessa nätverk medför astronomiska tal och i jämförelse ligger nuvarande superdatorer långt ifrån att kunna simulera dessa komplexa neurala nätverk.

Man har framgångsrikt kartlagt den genetiska informationen i det mänskliga genomet inom ett internationellt projekt under 10 år i projektet HUGO (Human Genome Organisation). Nyligen startade ett långtidsprojekt i USA vid UCLA universitetet i Los Angeles där forskningen under ledning av professorn i neurologi Arthur Toga på motsvarande sätt skall kartlägga hjärnans samtliga neurala nätverk. Detta projekt benämns "The human connectome project". I Europa pågår ett liknande 10 års projekt benämnt "Human Brain Projekt (HBP), vilket är inriktat på att med datorsimulering av enskilda neurala nätverk succesivt försöka göra simulering av hela hjärnans neurala funktion.

Det sägs ofta att vi som människor bara använder cirka 10 % av vår hjärnkapacitet. Sanningen ligger nog i det omvända att de flesta mentala processerna i hjärnan ca 90 % är omedvetna, medan vi är medvetna om ca 10 %. Hjärnan kan liknas vid dagens datorer där man numera använder parallella datorkärnor som kan processa data samtidigt för att höja beräkningsprestanda. På liknande sätt hanterar hjärnan stimuli från våra sinnen i olika parallella neuronnätverk vilket ger en oerhörd prestandahöjning och simultankapacitet.

Bokens titel "Den Omedvetna Zonen" vill försöka ge förståelse av alla de omedvetna processerna som pågår i våra hjärnor. I de följande kapitlen redogörs för många av de företeelser som pågår i våra hjärnor utan att vi normalt är medvetna om dess påverkan på våra känslor, beteenden och beslut. I detta första kapitel kommer mer generella egenskaper hos människohjärnan att behandlas för att ge bakgrundsinformation angående grundläggande anatomi, fysiologi och kognitiva egenskaper. Om läsaren vill fördjupa sig i några av dessa specialämnen ges förslag till litteratur i bokens referenslista. Underrubriken neuronernas universum vill peka på betydelsen av neuronernas olika nätverk vars komplexitet är jämförbar med våra nuvarande kunskaper om universums ofattbara dimensioner.

Trots att vi i vårt medvetna jag som människa upplever den tredimensionella världen som en kontinuerlig upplevelse (analog), finns det många begränsningar i våra sinnesorgan och i hjärnans bearbetning av inkommande stimuli från vår omgivning. Vår tidsuppfattning t.ex. påverkas dels av en upplevelses emotionella innehåll där en viss tråkig aktivitet kan kännas evighetslång. Medan upplevelse av tid i barndomen, då de flesta upplevelser är nya, gör att ett sommarlov kan upplevas som en eon av tid. Där man i vuxen ålder tycker att sommaren går alldeles för fort. Rent filosofiskt kan man fundera på vad som menas med tid och hur hänger de kausala händelseförlopp ihop när det gäller nutid, framtid och dåtid (historien).

En som funderat djupt i dessa frågor är kyrkofadern Augustinus (år 354-430) som i sin klassiska bok "Bekännelser" (bok 11, § 17-41, ref.1.1) i samband med tankar om hur Gud skapade världen, gav sin syn på hur vi som människor upplever tiden. Augustinus noterar liksom Aristoteles: att alla vet vad tid är, tills de blir tillfrågade vad tid är. Augustinus anger till att börja med att tid är relaterat till händelser i det förgångna (dåtid), saker som pågår (nutid) och saker som förväntas ske i framtiden. Redan där konstaterar Augustinus en uppenbar sak, om tid är definierad av saker som kommer att hända, bestå under en kort tid och därefter försvinna kommer tiden som en yttersta konsekvens att bli odefinierbar. Då Augustinus ställer frågan om hur långt nuet är: år, månader, dagar, en timme, en minut eller en sekund kommer han till resultatet att nuet bara är övergången mellan framtid och dåtid och därmed inte har någon utsträckning, utan utgör bara gränslinjen däremellan. Han konstaterar att nutid inte intar något utrymme och har ingen utsträckning, då varje varaktighet skulle omedelbart bli dåtid och framtiden ännu inte existerar. Det gångna (dåtid) finns inte men lever kvar som bilder i minnet i nuet, medan framtiden å andra sidan får sin existens av förutsägelser baserade på företeelser som existerar i nuet.

Trots dessa motsägelser är Augustinus villig att acceptera den vanliga innebörden av termen dåtid, nutid och framtid och resonerar om hur man skall kunna mäta tid som passerar ögonblicket nu. Han anger att det är möjligt att mäta tid med inspiration från astronomin där man kan mäta tid med rörelse av tunga kroppar som solen där solens gång under en dag respektive ett år kan definiera tid. Då Augustinus inser det odefinierbara i tidsbegreppet ger han förslaget att det är själen som skulle vara det bestående i det eviga nuet. Denna fråga om tid och upplevelse av nuet är intressant i samband med hur hjärnans perception och medvetande påverkar vår uppfattning av "verkligheten". Augustinus utläggning om tiden (nutid, framtid och dåtid) är subjektiva begrepp som kan kopplas till människans själsliga funktioner som varseblivning (nutid), förväntan (framtid) och minne (dåtid).

Nervsystemet

Hjärnans uppfattning av tid formas av ett antal fysiologiska egenskaper i den mänskliga kroppen. Först en kort övergripande genomgång av det mänskliga nervsystemets uppbyggnad. Man delar in nervsystemet dels i det centrala nervsystemet (CNS, se fig.1.1) bestående av storhjärna, lillhjärna och ryggmärgen, vilken ligger centralt i ryggraden. Dels det perifera nervsystemet (PNS) vilket utgörs av alla nervtrådar som löper in och ut från

14

hjärnan och ryggmärgen vilka är kopplade till bl.a. muskler och sinnesorganen för syn, hörsel, känsel, lukt och smak. De inkommande signalerna från sinnesorganen går till thalamus, vilken fördelar signalerna vidare till rätt centrum i storhjärnan (se fig. 1.3). Centrala nervsystemet tar emot sensoriska signaler från det perifera nervsystemet och styr bl.a. muskler och inre organ med motoriska utsignaler till det perifera nervsystemet. Hjärnan kan via medvetandet styra t.ex. skelettmuskler (somatiska nervsystemet), medan många aktiviteter i kroppen styrs automatiskt som t.ex. hjärta och lungor via det autonoma nervsystemet.

Det autonoma nervsystemet är i sin tur uppdelat i det sympatiska nervsystemet vilket agerar i situationer där kroppen behöver aktiveras i t.ex. hotfulla situationer och dels det parasympatiska nervsystemet som är aktiverat i viloperioder med återuppbyggnad och återhämtning av kroppen. Nervsystemen är också kopplade till det endokrina systemet i kroppen som bl.a. via hypotalamus styr olika körtlar i kroppen via hormoner som genom blodet påverkar målorganen.

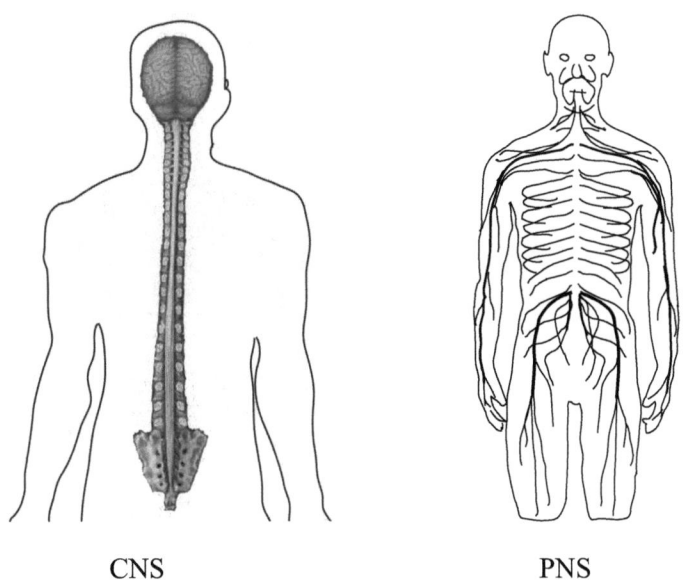

CNS   PNS

Figur 1.1 Centrala och perifera nervsystemet.

Hjärnan väger ca 1,4 Kg och består av storhjärnan, hjärnstammen och lillhjärnan, men trots hjärnans lilla storlek i kroppen förbrukar den ca 20 % av kroppens totala energi. Hjärnstammen är hjärnans primitiva del men sköter många autonoma livsviktiga funktioner som t.ex. hjärtfrekvens, andning och även alla inkommande sinnesintryck från kroppens sensororgan (förutom lukten) som distribueras till olika delar av storhjärnan där vidare bearbetning sker. Storhjärnan är indelad i två hjärnhalvor en vänster respektive höger hemisfär där en djup längsgående fåra skiljer dem åt och i dess botten ligger hjärnbalken som förbinder de två hjärnhalvorna med ett omfattande nätverk av nervtrådar. Varje hjärnhalva indelas i pannlob, hjässlob, tinninglob och nacklob se fig. 1.2.

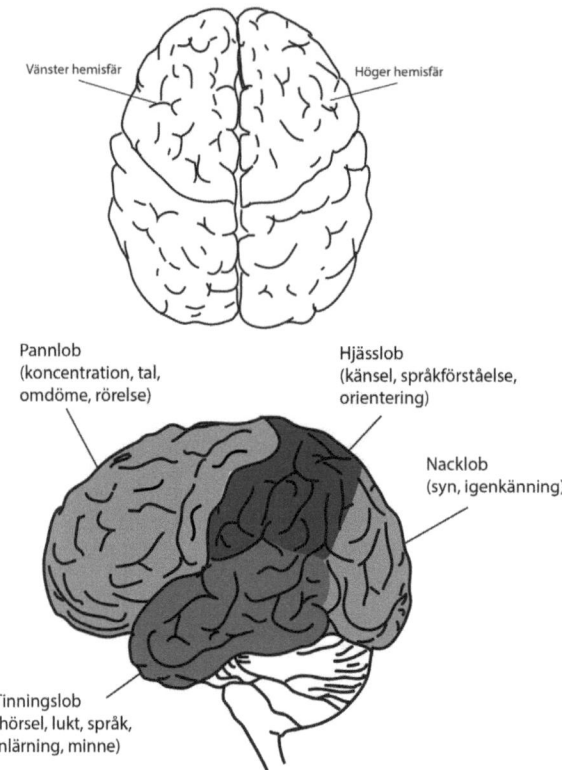

Figur 1.2 Hjärnans anatomi, lober

De två hjärnhalvornas funktion skiljer sig åt då den vänstra delen är dominerande i frågor som t.ex. språk, logiskt tänkande, matematiskt tänkande och detaljkunskap, medan den högra hjärnhalvan istället har en bättre spatial uppfattning, gynnar kreativitet, spontanitet, musikalitet och ger en mer holistisk förmåga. Samordning av intryck i de båda hjärnhalvorna sker via hjärnbalken. I hjärnbalken korsas nervbanorna från hjärnan till övriga kroppen där vänster hjärnhalva kontrollerar höger kroppshalva (armar, ben m.m.) medan högra hjärnhalvan på samma sätt kontrollerar vänster kroppshalvas lemmar. De flesta personer som är högerhänta har den vänstra hjärnhalvan som den dominerande hjärnfunktionen och vissa anser att medvetandet i första hand emanerar därifrån.

När man speciellt under 1950 talet utförde operationer på patienter med svåra epileptiska anfall genom att kapa nervförbindelserna i hjärnbalken mellan hjärnhalvorna kunde man ta bort eller minska symptomen för patienterna ("split-brain" procedures). Som biverkan fick patienterna problem med samordningen av sinnesintryck i de två hjärnas hemisfärer som i vissa fall kunde ge patienten en känsla av konflikt mellan sinnesignaler i de två hjärnhalvorna. Den amerikanske neuroforskaren Roger W Sperry (1913-1994) fick nobelpriset i medicin 1981 för sina upptäckter om hjärnans olika funktioner i vänster respektive höger hjärnhalva. Sperry hade tidigare under 1940 och 1950 talen forskat med djurförsök dels på grodor med deras synnerver och dels på "split-brain" operationer på katter och hundar.

Sperry fick i början på 1960 talet möjlighet att göra tester av den kognitiva förmågan hos patienter som genomgått "split-brain" operationer för att bota svåra epileptiska anfall. En av patienterna var en man som dagligen under en tioårsperiod lidit av svåra epileptiska anfall från tidigare krigsskador. Sperry utformade testmetoder för att kartlägga hur "split-brain" operationen påverkat patientens medvetande och kognitiva förmåga. Försöken visade att patienten fått en uppdelning av medvetandet i vänster respektive höger hemisfär, då informationskanalen mellan hjärnhalvorna skurits av.

I en första testserie genomförd tidigt efter operationen utfördes visuella tester där försökspersonen fick fixera blicken på en mittpunkt på en bildskärm och därefter visades olika bilder på den vänstra respektive högra delen av skärmen under en kortare tid. Då ögonens nerver delvis är korskopplade såg vänster hjärnhalva det högra respektive vänstra ögats retinas högra synfält medan höger hjärnhalva såg det högra respektive vänstra ögats retinas vänstra synfält. Det ingick också i test att patienten skulle plocka fram ett liknande föremål bakom en skärm med sin högra eller vänstra hand som hade visats på bildskärmen (se ref. 1.2, 1.3).

Resultatet blev att i ögonens högra synfält kunde föremål bara uppfattas av vänster hand och/eller verbalt, medan i ögonens vänstra synfält kunde föremålet bara uppfattas med höger hand men inte alls verbalt. Om båda händerna lämnades fria att peka ut objekt valdes höger hand för ögonens vänstra synfält och vänster hand i ögonens högra synfält. Liknande resultat fick man vid taktil påverkan med en tandpetare på höger ben där höger arm kunde peka ut kontaktpunkten, medan vänster arm bara hade slumpmässigt utpekande. På motsatt sida gällde det omvända att stimuli av vänster ben kunde endast pekas ut med vänster hand. Patientens lokalisering av taktil stimulering i ansikte, hjässa och baksida på huvudet fungerade med båda händerna och kunde även uttryckas verbalt, vilket visade att dessa nervbanor följer den kraniala nerven till denna region. Sperry summerade resultaten sålunda:

•   Visuell information var bara tillgänglig i den hjärnhalva som respektive ögons högra eller vänstra synfält var kopplat till och endast samma kroppshalvas arm kunde peka ut rätt föremål från synfältet

•   Aktiviteter som berör tal och skrift fungerade bara i den vänstra hemisfären.

•   Taktil påverkan följde samma mönster för vänster respektive höger hemisfär som den visuella informationen ovan, men taktil stimulering i huvudregionen var intakt och här kunde båda sidorna peka ut stimuli platser och även ge verbal information.

• Resultaten stöder i viss mån tidigare teorier om hjärnhalvornas delvis specialisering där vänster halva står för tal, skrift och logik medan höger halva står för spatiala och konstnärligt kreativa egenskaper.

• Hjärnbalken i en normal hjärna utbyter information så att nödvändig samordning av information mellan vänster respektive höger hemisfär finns tillgänglig för medvetandet.

Det finns en tidsfördröjning på ca 20 mS när stimuli skickas mellan hjärnhalvorna via hjärnbalken.

Hjärnans högre mentala funktioner är lokaliserade i hjärnbarken (cortex) som är det veckade lagret som ligger ytterst på storhjärnan och är ca 3-5 mm tjockt och innehåller mycket komplexa neurala nätverk. Ytlagret som är gråfärgat innehåller neuronernas kopplingar i olika nätverk medan substansen mot insidan är vitfärgad på grund av de in och utgående axonkopplingarna från neuroncellerna vilka omges av myelinhöljen (fettvävnad) som har vit färg. Förutom de ca 100 miljarderna neuroner i hjärnan finns det 10 gånger fler olika typer av stödceller som kallas gliaceller, vilka understöder neuronerna med näringstillförsel, immunförsvar, bilda myelinskidor m.m. I hjärnbarken ligger ett antal centra för bl.a. känsel, rörelser, språk och högre mentala funktioner med associationsområden för beslutsfattande, logisk slutledning och planering. Detta för att bearbeta och kombinera all information till en helhetsbild, varför många anser att det mänskliga medvetandet formas i hjärnbarken.

Lillhjärnan (Cerebellum, se fig. 1.3) sitter längst ned under storhjärnan i bakre delen av hjärnan och är liksom storhjärnan delad i två hemisfärer med veckade ytlager. Lillhjärnan kommuniserar med storhjärnan och ryggmärgen via hjärnstammen och bryggan (pons) med hjälp av talrika neurala nätverk. Man kan se lillhjärnan bl.a. som samordnare av kroppens koordinerade rörelser, kroppens balans och kontroll av kroppshållning. Finmotoriska rörelser övervakas och inövade rörelseprogram som t.ex. cykling, simning eller en saltomotar finns lagrade i rörelseminnen. Då de har övats in finns de kvar under långa tider som när man en gång lärt sig cykla kan man det resten av livet. I ett senare kapitel om kroppsmedvetande berörs lillhjärnans funktion vid utövande av budosporter.

Kommunikationen via ryggmärgen innehåller information från receptorer i muskler, leder och senor om deras inbördes positioner för kontroll av rörelse och kroppshållning. Från hjärnstammen sker signalering från balanskärnor och motorik. Via kärnor i pons tas signalering från hjärnbarkens sensoriska och motoriska cortex emot. Forskning har också pekat på att rörelseprogram troligen skapas i en "intern modell" av intränade rörelseprojekt i lillhjärnan och inkommande perception från kroppens sensorer jämförs med den interna modellens status för att fortlöpande kunna korrigera avvikelser. Om inrapporterade avvikelser är för stora för normal korrigering anropas rörelsecentrum i hjärnbarken för ingripande. Normalt befriar lillhjärnan storhjärnan från rutinarbete med detaljstyrning av kroppsrörelser vilket under t.ex. normal bilkörning av en van bilförare avlastar storhjärnans arbete. Senare tids forskning visar att förutom reglering av motoriska kroppsfunktioner kan processer i vårt tänkande och våra känslor hanteras i lillhjärnan som att hantera siffror, tala och skriva fortlöpande med flyt i rörelserna.

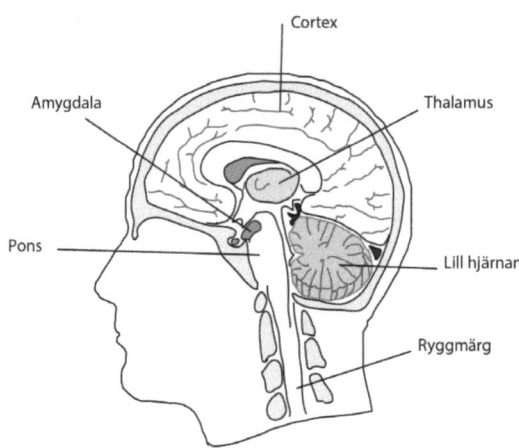

Figur 1.3 Hjärnans anatomi

20

Nervcellen

En neuroncell som är grunden i hjärnan och nervsystemet har i detalj en mycket komplicerad sammansättning, vilket ligger utanför denna boks detaljnivå, men här ges en grov beskrivning av de viktigaste delarna av en neuroncell. I figur 1.4 visas en förenklad bild av neuronens uppbyggnad. Liksom alla celler i kroppen finns innerst en cellkärna som bl.a. innehåller den genetiska koden för cellens biologi. Ytterst ligger cellmembranet som utgör avgränsningen mot omgivningen. Några viktiga utskott från cellmembranet är dels de ofta många korta taggiga utskotten som kallas dendriter och är cellens inport för signaler från omgivningen och dels det enda långa utskottet som kallas axon, vilket är cellens utsignal som kopplas till efterföljande neuron.

Inuti neuronen sker signalering av nervimpulser via elektricitet och mellan en cells axonutgång och nästa cells dendritingång finns en struktur som kallas synaps och där sker signaleringen genom frisläppning av kemiska signalämnen. Dessa signalämnen (transmittorsubstanser) som t.ex. acetylkolin är ett signalämne vanligt förkommande i centrala nervsystemets synapser. Signalvägen är alltså: elektrisk – kemisk – elektrisk ... . Den elektriska signalen alstras kemiskt i neuroncellen och ger en spänning på ca -70 mV emellan in och utsida på cellmembranet i vila. Vid en aktivering av en nervcell via en dendrit sker genom en kemisk reaktion utväxling av natriumjoner Na+ och kaliumjoner K+ i cellen genom portar i cellmembranet varvid spänningen blir ca +30 mV på cellens insida (se fig. 1.5). Därefter återställs cellens vilopotential -70 mV genom en ny utväxling av natriumjoner och kaliumjoner via portarna i cellmembranet.

Enligt figur 1.5 bildas en spänningspuls som propagerar genom axonet till nästa nervscells synaps och frisätter signalämnet där och denna spänningspuls kallas aktionspotential. Den mottagande nervcellen har receptorer vid synapsen som är mottagliga för det aktuella signalämnet (transmittorsubstansen) och om cellen stimuleras med tillräcklig mängd av signalämnet uppstår även i denna cell en aktionspotential som via dess axon skickas till nästa nervcell. Impulsen kan därefter gå genom många nervceller innan den t.ex. ger en reaktion i en muskel. Det finns också signalämnen som istället kan hämma (inhibera) cellen i att föra en nervimpuls vidare i nervkedjan.

Cellen kan alltså endast hantera en nervimpuls åt gången innan en ny kan genereras, vilket innebär att om en nervfiber aktiveras under en viss tid sänds ett pulståg med nervsignaler vars intervall mellan pulserna bestämmer intensiteten av t.ex. en muskelaktivering. En ökad frekvens av pulser ger större aktivitet i muskelcellen, se fig. 1.6. Då signaleringen av stimuli via nervfibern är en kombination av elektriska signaler och kemisk överföring mellan neuroncellerna i en nervbana kommer sinnessignalerna att vara fördröjda olika länge vid ankomst till hjärnans bearbetningscentrum. Detta är beroende av hur lång signalväg en nervfiber har t.ex. från en tå eller från näsan.

Redan på 1840 talet gjorde den tyske forskaren Hermann Holmberg mätningar på ett grodben för att mäta nervsignalens utbredningshastighet och kom fram till ca 30 m/s i en groda. När det gäller en människas nervfibrer är utsignalens fördröjning från nervcellens axon beroende av diametern på axonet och om det har ett omgivande hölje kallat myelin som delvis är ett fettlager. Man kan grovt dela in nervfibrerna i tre kategorier:

- A-fiber: Snabba, upp till 150m/s, (grova, myelin) ingår i t.ex. mortorneuron.

- B-fiber: Halvsnabba, ca 15m/s, (mellantjocka, lätt myelin) ingår i t.ex. sensor från huden.

- C-fiber: Långsamma, ca 1m/s, (tunna, ej myelin) enligt föregående.

Generellt kan man säga att de grova snabba nervfibrerna förbinder nervbanor från t.ex. fötter och ben (t.ex. ischiasnerven) vilket ger snabbare överföring på den relativt långa signalvägen till hjärnan.

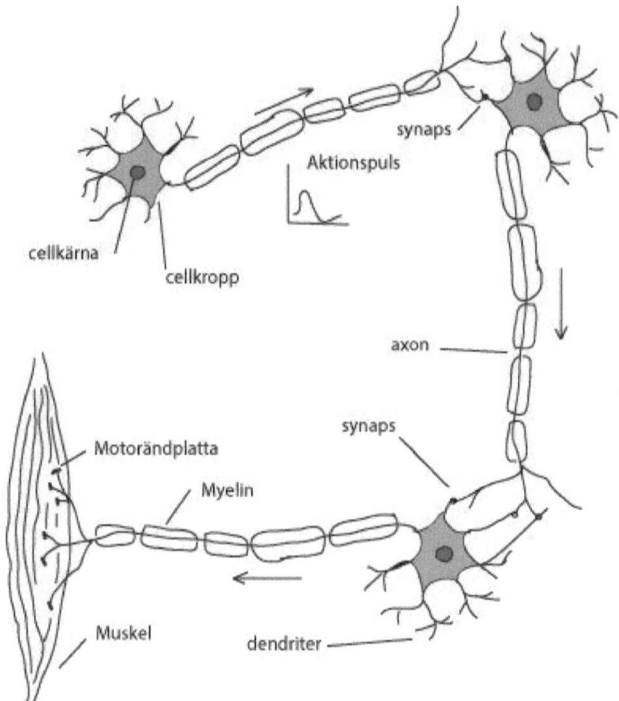

Figur 1.4 Nervcellens anatomi och funktion

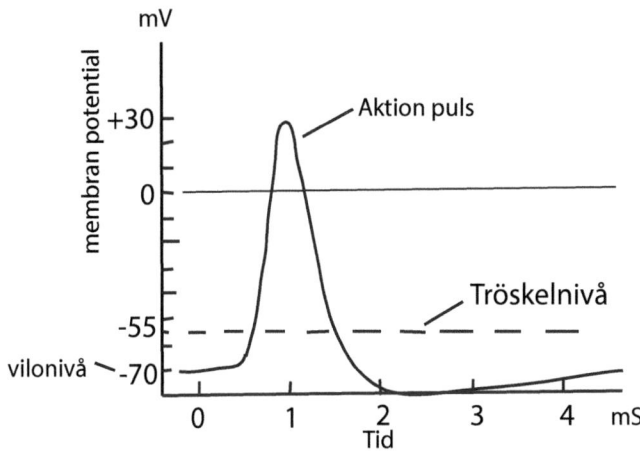

Figur 1.5 Neuronens aktionspotential.

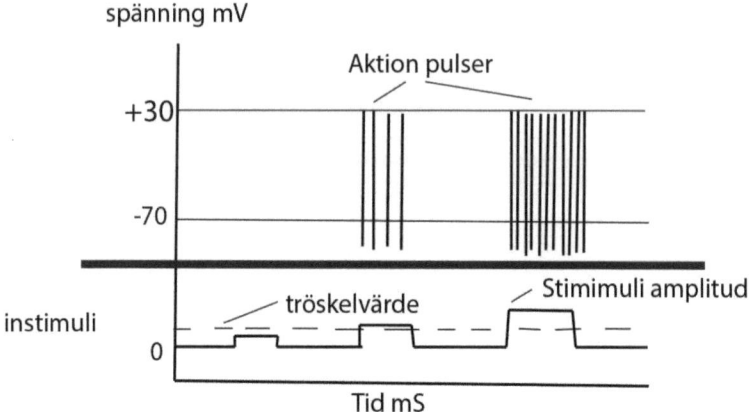

Figur 1.6 Nervsignalens utbredning.

Principbilden av ett neuron i figur 1.4 är bara en generell grundbild för motorneuron, medan det i kroppen finns ett antal olika former av nervceller som är strukturellt och funktionellt olika. När det gäller så kallade afferenta nervfibrer, vilka leder nervimpulser till hjärnan via ryggmärgen, finns ett antal olika typer som leder nervimpulser för kontroll av kroppens yttre miljö, kroppens inre miljö, kroppsrörelse och kroppsläge. Nedan redovisas några viktiga typer av dessa nervceller.

- Mekanoreceptorer: Reagerar på hoptryckning, vibration eller uttöjning vid ljud, Kroppsläge, blodtryck eller beröring.

- Termoreceptorer: Reagerar på temperaturförändringar i hud och hypotalamus. Vissa registrerar kyla andra värme.

- Kemoreceptorer: Reagerar på förändring i den kemiska miljön bl.a. blodets innehåll av syre och koldioxid, medan andra reagerar på lukt eller smakämnen.

- Fotoreceptorer: Reagerar på infallande synligt ljus med tappar och stavar i ögonbotten (elektromagnetiska vågor).

- Nociceptorer: Smärtreceptorer, reagerar på vävnadsskada i hud, ledkapslar, benhinnor eller blodkärlsväggar.

Hudens nervbanor för känsloområden (dermatom) leds via ryggmärgen till speciella områden i storhjärnbarken (somatosensoriska cortex). Där kan man lokalisera områden för varje nervförbindelse som bildar en karta över kroppens olika hudområden. Detaljeringsgraden beror på t.ex. fingrarnas många nervbanor för finkänslig motorik, medan andra hudområden ger en grövre information (se fig. 1.7).

Värmereceptorer arbetar i stigande intervallet 30 – 50 grader och rapporterar smärta vid högre temperatur än ca 45 grader. Köldreceptorer arbetar inom det sjunkande intervallet 10 – 45 grader och rapporterar smärta vid temperatur under ca 15 grader. Nociceptorer som ger smärtupplevelse vid skada har två typer av nervfibrer dels A-delta fibrer som ger en skarp skärande vällokaliserad smärta med relativ hög hastighet (5 - 25 m/s) och dels C fibrer som ger en mer dov molande svårlokaliserad smärta i lägre hastighet (0,1 – 2 m/s).

Det finns ett antal inbyggda skyddsreflexer i nervsystemet t.ex. knäreflexen som utlöses av ett slag på patellasenan under knäskålen och testas ofta i samband med läkarundersökning. På samma sätt utlöses snabba reflexrörelser av nociceptorer i fotsulan bort från smärtan om man trampar på en spik eller på en varm markyta. Dessa reflexer går inte via hjärnans motorik utan kopplas över direkt i ryggmärgen för att undvika skador, då omvägen via nervsignaler till hjärnan och medvetandet skulle ta för lång tid.

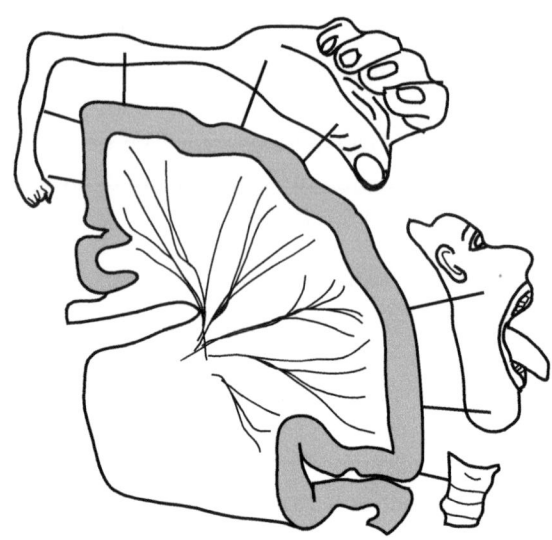

Figur 1.7 Homunculus, karta över nervbanor i somatosensoriska cortex.

Hjärnans plasticitet

Utvecklingen av hjärnan hos ryggradsdjur sker ur tre embryonala blåsor framhjärna, mitthjärna och bakhjärna. Hos människan utvecklas framhjärnan till storhjärnan, mitthjärnan motsvarar hjärnstammen och bakhjärnan blir pons, cerebellum och förlängda märgen. På grund av hjärnans komplexitet är människans barndom och ungdomsutveckling väldigt lång jämfört med övriga djurvärlden. Vi föds med ca 100 miljarder neuronceller i hjärnan, men de neurala nätverken mellan neuroncellerna måste byggas upp via fysisk träning och kognitiv inlärning under många år. Redan den motoriska inlärningen för ett barn från att först bara röra armar och ben till att därefter krypa innan man övat upp balansen och kan gå kräver år av övning.

Dessa regioner för rörelser och sensoriska analyser myeliniseras först och därefter under upp till tjugofem års ålder myeliniseras delar av frontala loberna i hjärnan som kontrollerar de högre övergripande funktionerna. Denna hjärnans succesiva utveckling återspeglas i barnets olika åldrar med först barndomen, puberteten, tonårsupproret och mognad först i tjugofemårsåldern. Erfarenheter organiserar de synaptiska kopplingarna mellan neuronerna och utgör grunden för barnets lärande och anpassning till miljön, där lärandets minsta neurala enhet utgörs av synapsen.

Under senaste decennierna har det kartlagts viktiga samband om vad som kallas hjärnans plasticitet där de neurala nätverken finslipas genom utrensning av de synapser som används minst och hur nya synapser växer ut vid regelbunden aktivering eller upparbetande av nya kunskaper "Use it or lose it" (ref. 1.4). Hjärnceller som inte får någon kontakt med andra celler under en längre tid dör vid inaktivitet i hjärnan. Aktiv träning gör att nerverna blir större, mer utvecklade och bättre sammankopplade med varandra. Denna plasticitet i hjärnan är störst i början av livet när den omogna hjärnan organiserar sig. Men även vid en hjärnskada där nya nervförbindelser kan kompensera för förlorade funktioner och även i vuxen ålder när man lär in nya saker som memoreras, byggs kopplingar med nya synapser.

Exempel på hjärnans plasticitet är vad som händer om man t.ex. vid en olycka förlorar en hand. En hand har stor representation i hjärnans somatosensoriska cortex och när handens projektion tystnar blir detta område ledigt och outnyttjat. Hjärnan accepterar inte detta tysta område utan inom kort tid växer nervcellers utskott från omgivande områden för ansiktet och den övriga armen in i detta handens tidigare område (se fig. 1.7). I vissa fall kan personen uppleva fantomsmärtor från den förlorade handen. T.ex. kan detta medföra att beröring av ansiktet känns som känselupplevelser från den tidigare handen. Fantomsmärtorna kan ibland vara outhärdliga och beror på hur omfattande inväxten av nya nervförbindelser blir i handens tidigare area. Ett sätt att minska fantomsmärtan är att patienten tränar sin friska hand intill en parallell spegel. Patienten ser en bild i spegeln som om den amputerade handen finns kvar och kan röra sig. Upprepad träning med denna metod kan återskapa kroppskartan i hjärnbarken och reducera fantomsmärtorna.

27

Vid forskning med hjälp av fMRI där man testat vilka hjärnregioner som är aktiverade vid träning för snabbare motoriska reaktionstider, har man kunnat mäta att motsvarande hjärnregioner är aktiva under den följande nattens REM-sömn. Detta pekar på att det byggs upp nya kopplingar via synapser i motsvarande nätverk under nattens återhämtningsperiod. Forskning (ref. 1.5) vid Sahlgrenska Akademin i Göteborg har visat att det finns samband mellan unga som har tränat sin fysiska kondition och därmed fått bättre resultat på IQ test. Undersökningen gjordes på de 1,2 miljoner manliga värnpliktiga födda mellan 1950 till 1976 som i samband med mönstring (18 års ålder) genomgick fysiska och kognitiva IQ tester. Man fann vid långtidsstudie även ett klart samband mellan högre akademisk utbildning och befattningar inom yrkeslivet för de som hade bättre kondition vid mönstringen. En effekt tros vara att en bra hjärt/lung kapacitet kan ge bra förutsättningar för hjärnans basala försörjning.

I detta sammanhang kan det vara av intresse att belysa hur komplexa våra neurala nätverk är för att kunna hålla den mänskliga kroppen upprätt i balans, kunna gå och springa. Genom att försöka balansera en vanlig penna på ett finger inser man hur komplext det är för en lång människa att balansera kroppen för att inte ramla ikull i jordens tyngdkraftfält. Här är efferenta motorneuron för reglering och fördelning av muskelspänning involverade tillsammans med afferenta sensorneuroner för att få feedback från balansorganen i innerörat. I denna loop är även musklernas sensororgan som återmatar muskelns läge, uttänjning och förändring i hastighet inblandade. Då dessa nervbanor måste samordnas för att få stabilitet kan man se rörelsesystemet som ett reglersystem som via feedback återmatning kan fås stabilt men kräver också att dessa nervbanor är snabba (80 – 120 m/s), varför de är myeliniserade.

Av tidigare verksamhet med digital signalbehandling i flygande radarsystem, har jag erfarenhet av komplexiteten i att få ett reglersystem att bli stabilt. Ett flygplan kan liksom människokroppen röra sig i tre dimensioner och för att styra en radarantenn att låsa på ett mål måste man dels mäta indata från målföljning och dels ge styrkommandon till antennen i millisekunds takt. Dessutom måste förstärkningen i reglerloopen väljas med omsorg för att systemet inte skall självsvänga eller ha för stor eftersläpning.

I människokroppen hanteras denna styrning av hjärnans motoriska cortex, somatosensoriska cortex, lillhjärnan, hjärnstammen och via ryggmärgens nervbanor till respektive muskelgrupp i lemmarna (se fig. 1.9). För ett barn tar det lång tid att träna upp balansen för att kunna stå upprätt. När vi skall gå eller springa påverkas kroppens tyngdpunkt att hamna utanför balanspunkten, vilket måste kompenseras genom att ta steg fram eller bakåt, vilket medför en komplicerad styrning av rörelsesystemet. Hela denna styrning sköts normalt omedvetet, men kan ske medvetet genom ingripande via somatiska nervsystemet. I figur 1.8 visas ett starkt förenklat schema över de strukturer som är involverat i kroppens balansstyrning. Vestibulära systemet i öronen (t.ex. båggångar) ger information om kroppens läge och rörelse. Ögonens muskler styrs för att stabilisera synfältet vid rörelser. Proprioceptorer i t.ex. vadmusklerna ger information om kroppens läge och rörelser. Lillhjärnan fungerar som en samordnande funktion för de finmotoriska rörelserna. När man står stilla sker en omfattande signalering till och från vadmusklerna som rytmiskt kompenserar muskelspänningen i vadmusklerna för att stabilisera balansen.

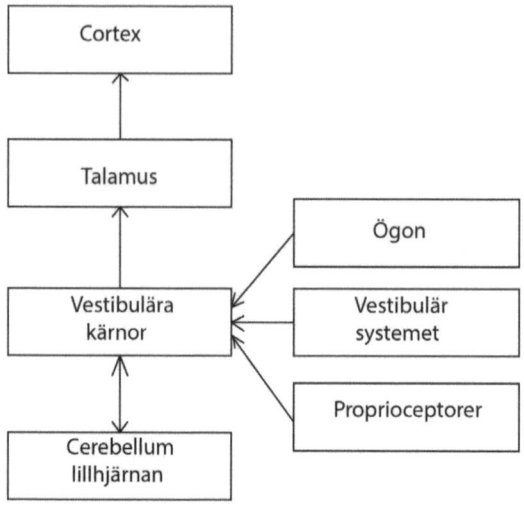

Figur 1.8 Hjärnans balanssystem

Den komplexa styrningen av kroppen vid gång och löpning kräver om-
fattande omedvetna aktiviteter i det motoriska systemet. I figur 1.9 visas ett
principiellt förenklat blockschema över de strukturer som är involverade i
det motoriska systemets reglersystem.

Man kan dela in rörelsesystemet i tre hierarkiska nivåer enligt figuren.

- Ryggmärgen är den lägsta utförande instansen för aktivering och återmatning kopplad till muskler för reflexer, rytmik och gång. Då det krävs snabb signalöverföring utförs de motoriska nervbanorna av typ A-alfa motorneuron med ca 100 m/s utbredningshastighet. Återmatning från musklernas proprioceptorer sker också med snabba nervbanor.

- Nästa nivå ligger i hjärnstammen där ett antal kärnor kopplade till syn, balansorgan och postural muskelkontroll från proprioceptorer (gång, löpning) är involverade tillsammans med finjustering från lillhjärnan. De grova nedåtriktade pilarna visar nervbanorna för muskelstyrningen.

- Hjärnbarken som dels innehåller centra för den grundläggande muskelstyrningen (primära motoriska cortex) och dels centra från proprioceptorer i musklerna och övriga sensorer som t.ex. huden (primära somatosensoriska cortex). Dessa två centra ligger närgränsande i hjärnans mitt med lemmarna representerade med fötter överst och huvud nederst (se figur 1.10). För planering och kontroll av rörelser finns flera associationsområden i hjärnbarken: för planering av rörelse och spegling (premotor cortex), viljestyrda sekvenser (supplementära motoriska cortex), viljestyrning (prefrontala cortex) och integration av bl.a. spatiala sinnesförnimmelser (parietala cortex).

Som blockschemat visar är detta reglersystem oerhört komplicerat och kräver en mycket stor beräkningskapacitet på ca 3 miljarder nervpulser/sekund. Man har nyligen i USA lyckats ta fram ett robotskelett (ReWalk)som kan bäras av en förlamad person och ge personen möjlighet att ta kortare promenader. Fortfarande har dessa robotskelett stora svårigheter att sköta balansen vid gång i trappor. Denna genomgång av kroppens rörelsesystem är inte djupgående men vill ge en viss förståelse av komplexiteten i kroppens rörelseförmåga som bakgrund för kommande beskrivning av människans upplevelse av tidsförlopp bl.a. beroende på de fördröjningar som finns i nervernas kommunikation.

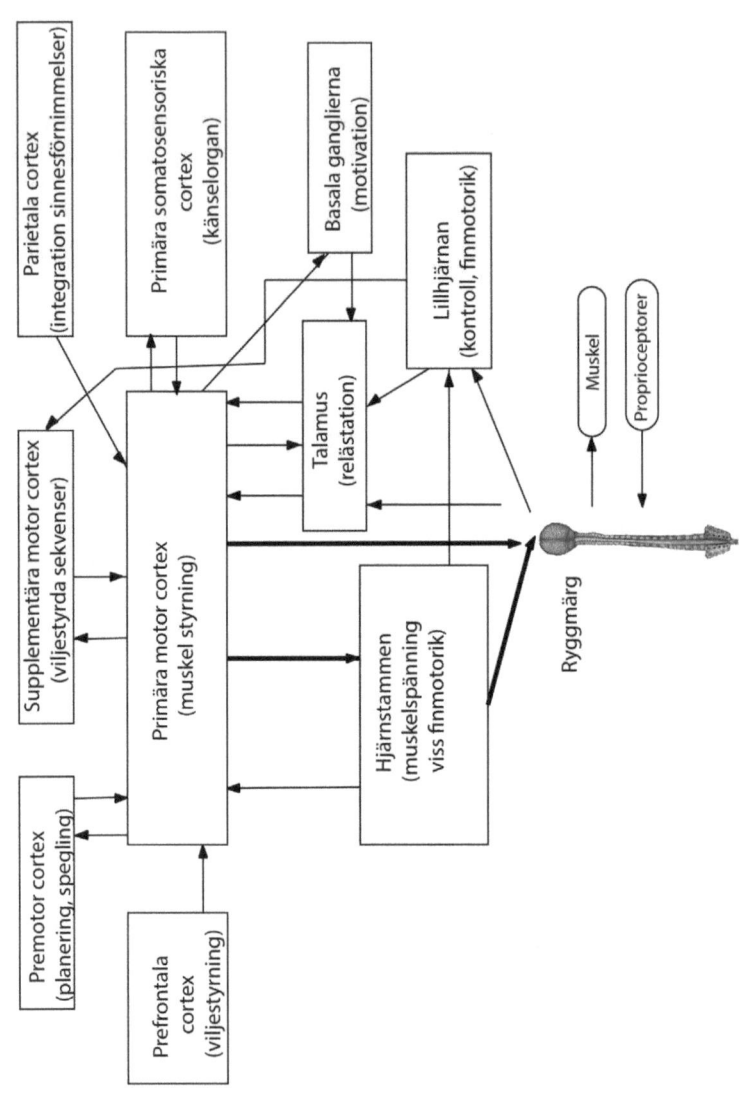

Figur 1.9 Styrning av det motoriska systemet.

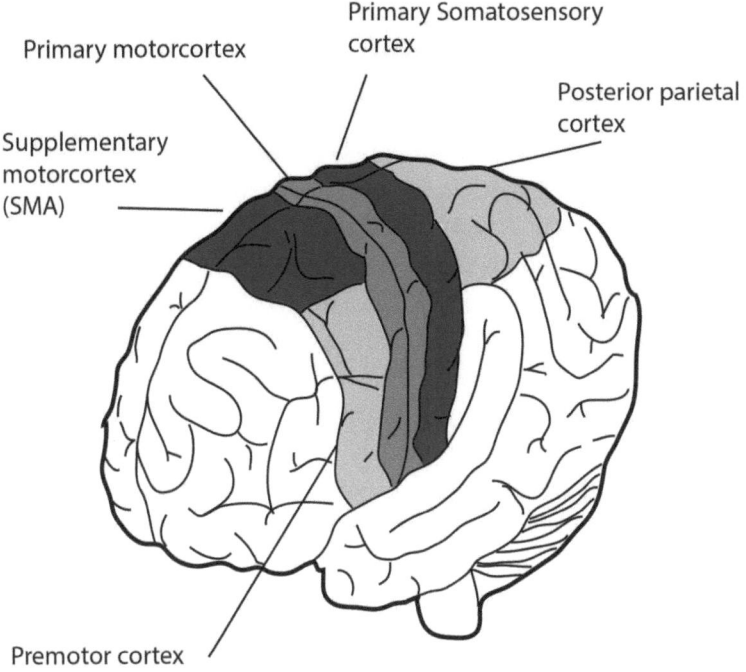

Primary Somatosensory cortex

Primary motorcortex

Posterior parietal cortex

Supplementary motorcortex (SMA)

Premotor cortex

Figur 1.10 Anatomi motorisk styrning.

Hjärnans tidsuppfattning

Med utgångspunkt i Augustinus beskrivning av nutid som övergången mellan historien och framtiden kan man fundera över hur vi som människor upplever "verklighetens nu" med de fördröjningar våra nervbanor har. I slutet av 1800 och början på 1900 talet intresserade sig forskare för att mäta upp nervbanornas utbredningshastigheter och kom fram till att det krävdes minst 10 till 20 millisekunder för sensorsignaler att nå hjärnan. Psykiatern Hans Berger upptäckte 1929 (ref. 1.6) att man kunde mäta elektriska fenomen i hjärnan med elektroder fästa på skalpen vilket blev prototypen till dagens elektroencefalografi ,EEG, vilket medförde ett stort framsteg till att kunna mäta aktiviteter i hjärnans neuroner (se vidare i kapitel om biofeedback). Metoden är relativt grov då det krävs aktivitet i ett större antal nervceller för att ge ett mätbart resultat utanpå skallen. Ett sätt att isolera en viss aktivitet kan vara att genomföra många liknande t.ex. rörelsemoment och göra en integration mellan mätvärden för att renodla resultatet för att mäta en viss önskad aktivitet.

Två forskare Hans Kronhuber och Lyder Deecke intresserade sig för att mäta tillståndet i hjärnan vid olika aktiviteter och använde EEG utrustning i experiment (1964) för att mäta hjärnvågor när försökspersonen utförde en spontan rörelse med handen eller foten (se ref. 1.7). Ett stort antal mätningar gjordes med 12 friska försökspersoner med ett 100 tal registreringar för varje person. Vid analys av EEG data upptäckte forskarna en speciell sakta ökande negativ puls av storleksordningen 10 – 15 Microvolt (i den supplementära motorcortex arean, SMA) som föregick rörelsen vid t.ex. böjning av ett finger. I figur 1.11 visas en principiell bild av en sådan puls som kom att kallas beredskapspotential (readiness potential). Det som förvånade forskarna var att denna puls sakta byggdes upp från ca 1 sekund innan rörelsen utfördes trots att försökspersonen själv bestämde när rörelsen skulle utföras. Denna omedvetna aktivitet innan medvetandet om rörelsens startande utmynnade i en diskussion om vi som människor har en medveten fri vilja eller är styrda av omedvetna processer i hjärnan.

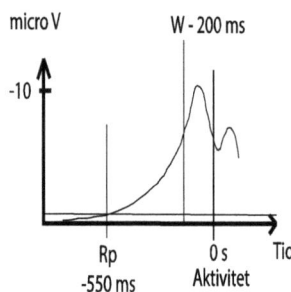

Figur 1.11 Beredskapspotential Rp= readiness potential, W= medvetet beslut.

34

Några epokgörande framsteg i hjärnforskningen när det gäller hur människans medvetande sorterar ut de viktigaste nervsignalerna ur det enorma inflödet av 11 M bit/s som kommer från våra fem sinnen förutom alla interna nervsignaler togs av forskaren Benjamin Libet (1916-2007) professor i neurofysiologi vid University of California. Den märkligaste upptäckten var att människans medvetande är fördröjt ca 0,5 sekunder i förhållande till en retning i t.ex. huden på en hand. Detta visar hur komplex människans upplevelse av att vara i nuet är, vilket redan Augustinus konstaterade. Detta utgör grunden i det så kallade "bindningsproblemet" som ställer frågan hur medvetandet kan koppla ihop alla händelser i hjärnans nervsystem vilka ligger lokaliserade på olika platser i hjärnbarken med den upplevda tidsfaktorn.

Redan på 1930 talet kartlade kirurgen Wilder Penfield hur kroppens olika delar var kopplade till somatosensoriska och motoriska cortex i samband med att patienter opererades för epileptiska anfall. Benjamin Libet som var nära vän med neurokirurgen Bertram Feinstein vid Mount Zionsjukhuset i San Francisco fick möjlighet med patienternas tillåtelse att undersöka patienter som genomgick stereotaktiska hjärnoperationer under 1960 talet där hjärnan blev åtkomlig genom att hål togs upp i huvudets kranium. Bl.a. via upptäckten av beredskapspotentialen vid motorisk rörelse intresserade sig Libet för förhållandet mellan den elektriska aktiviteten som föregick i SMA innan den utförda handlingen blev medveten.

Då hjärnbarken själv inte har några nerver för känsel eller smärtupplevelser kunde Libet med elektroder ge elektriska pulser till de olika strukturerna i somatosensoriska cortex vilka av patienten upplevdes medvetet som olika stickningar eller förnimmelser i motsvarande kroppsdel som t.ex. i en hand (se ref. 1.8). Libet konstaterade att för att en patient skulle bli medveten om t.ex. en stickning i en hand måste det elektriska pulståget pågå under minst 0,5 sekunder annars upplevde personen ingen stimulering (varje enskild puls ca 1 ms).

Libet publicerade ytterligare forskningsresultat 1967 (se ref. 1.9) där man via elektroder direkt i hjärnbarken kunde mäta svaga EEG signaler när man t.ex. stimulerade huden på en hand. Resultatet visade att mycket svag stimulering av huden som patienten inte blev medveten om kunde ge en nervpuls i hjärnbarken som kunde mätas i EEG registreringen och dessa elektriska impulser benämndes "evoked potentials" (se fig. 1.12). Även om Libet informerade patienten om stimuleringen kände patienten ingen medveten stimulering trots att en evoked potential kunde mätas upp. I sin rapport i Science 1967 konstaterade Libet att detta förhållande skulle kunna vara en fysiologisk förklaring till begreppet" subliminal perception".

Libet konstaterade två olika fenomen från sina experiment dels att en förändring i EEG (evoked potential) kan inträffa utan att nå medvetandet och dels att en elektrisk stimulering i hjärnbarken kräver en halv sekunds varaktighet för att nå medvetandet. Libet ställde vidare frågan om man medvetet upplever den halva sekundens stimulering när den sker eller efter att den halva sekunden passerat. I en rapport i Brain 1979 (se ref. 1.10) redogör Libet för experiment för att avgöra när patienten upplever medveten stimulering. Libet lade upp försöket så att han stimulerade en stickning i den ena handen direkt i hjärnbarken och samtidigt stimulerade huden på den andra handen. Patienten skulle svara med den hand som han kände av först vänster, höger eller båda samtidigt. Libet gjorde ett antal försök med att ändra ordningsföljd och tid mellan stimulering av de båda områdena.

Resultatet av experimenten förvånade då förväntningen att om en stimulering via hjärnbarken pågick skulle denna medvetet upplevas efter 0,5 s medan en senare startad stimulering av huden borde upplevas senare. Istället visade experimentet att hudstimuleringen upplevdes före hjärnbarksstimuleringen även efter upp till 0,4 s fördröjning relativt hjärnbarkssimuleringen. Libets slutsats blev att medvetandet projiceras bakåt i tiden och upplevs som att ha inträffat i samband med dess evoked potential medan en direkt stimulering i hjärnbarken som är en onaturlig stimulans inte ger någon återföring i den subjektiva tidsupplevelsen. Man skulle kunna kalla en sådan mekanism att vara en korrigering för den inbyggda fördröjningen i hjärnans medvetande.

Libet utförde ytterligare experiment för att säkerställa sin teori genom att ge stimulering via nerver i thalamus och där konstaterade att det fortfarande tog 0,5 s innan en stimulering blev medveten men att man även i detta fall får en evoked potential i hjärnbarken som patientens medvetande relaterar i tiden till den uppmätta evoked potentialen.

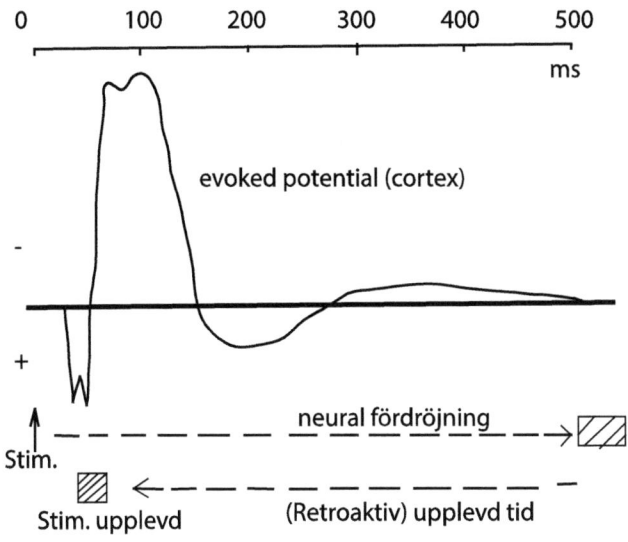

Figur 1.12 Evoked potential, återmatning av upplevd tid.

Libet gjorde även experiment med utgångspunkt i den tidigare nämnda beredskapspotentialen som kan mätas upp med EEG i hjärnbarken vid styrning av kroppsrörelser. Utgångspunkten var att försöka klarlägga förloppet när man medvetet utför en rörelse. När kommer beredskapspotentialen, när tas beslutet och när utförs handlingen? Försöken utfördes 1979 med fem friska försökspersoner som instruerats att vänta med att börja böja ett finger tills han själv fick lust att göra det (se ref.1.11). EMG signaler från fingret visade när handlingen gjordes, EEG signaler från hjärnbarksområdet SMA mättes för att se beredskapspotentialen och ett speciellt oscilloskop med en lysande prick som roterade runt periferin med hastigheten 2,56 sekunder per varv som försökspersonen skulle observera för att markera tiden när han tog sitt beslut att agera. En skala med upplösning 60 streck fanns runt kanten och varje streck motsvarade ca 43 millisekunder.

Resultaten visade att beredskapspotentialen inträder 550 millisekunder (ms) före handlingen och observation av oscilloskopsklockan att medvetandet om handlingen upplevdes 200 ms innan handlingen utfördes (se fig. 1.11). Detta betyder att det medvetna beslutet upplevs 350 ms efter att beredskapspotentialen har startat. Alltså en omedveten aktivitet startar 350 ms innan man upplever att ta beslutet om handlingen! Libet konstaterar att hjärnan uppenbarligen omedvetet påbörjar en förberedelse av handlingen innan man medvetet upplevt sig ha tagit ett beslut om handlingen.

Libets resultat dels om medvetandets fördröjning på 0,5 s och dels den omedvetna aktiviteten i hjärnan innan t.ex. en rörelse av en hand sker har startat en intensiv debatt om människan har en fri vilja eller styrs av omedvetna processer i hjärnan. Libet själv har anfört att de prefrontala loberna i hjärnan har en vetorätt mot t.ex. en handling genom de 200 ms som finns före en handling utförs och därmed kan förhindra en eventuell omedveten dålig handling. Libet genomförde 1991 ytterligare experiment med patienter som försetts med inopererade elektroder i thalamus för att med elektriska impulsgivare dämpa svåra kroniska smärtupplevelser. Genom att stimulera dessa elektroder i thalamus med pulståg kortare eller längre än den halva sekund som det tar för att bli medveten om en stimulering kunde Libet verifiera sina tidigare resultat att det krävs minst 0,5 s varaktighet av en stimulering innan den blir medveten (Ref. 1.12). Dessutom kunde patienten "gissa rätt" att stimulering pågick om stimuleringen var mellan 0,25 - 0,5s trots att ingen medveten stimulering kändes. Detta pekar på att vi kan uppfatta "subliminal perception" vid kortare stimuli än 0,5 s då det uppträder en evoked potential i hjärnan.

Libets experiment med mekanismerna när man gör en spontan rörelse med sina fingrar, har nyligen upprepats 2011 där nya metoder med hjälp av fMRI och speciellt höga magnetiska fält (7 tesla) använts vilka kan ge en mer detaljerad magnetröntgenbild av aktiviteten i hjärnbarken. Professor John-Dylan Haynes m.fl. på Max Planck institute for human cognitive and brain sciences i Leipzig har utfört experiment med 12 försökspersoner vilka skulle välja mellan att trycka ned en musknapp antingen med höger eller vänster pekfinger när han själv önskade (se ref. 1.16). För att tidsmässigt relatera när personen blev medveten om beslutet visades en slumpmässig sekvens med bokstäver på en skärm med takten 2 Hz, alltså var 500 ms, där personen ombads relatera den bokstav som visades när beslutet blev medvetet. Det betonades att försökspersonen skulle vara avslappad och mer slumpmässigt välja när knapptrycket skulle ske. Till skillnad från Libet valde man att speciellt undersöka delar av prefrontala cortex vilken anses stå för den övre hierarkiska nivån i hjärnbarken. I denna area finns bl.a. information från somatoriska cortex för styrning av medvetna rörelser (sympatiska nervsystemet), viljestyrning, omvärldsinformation, planering och motivation. I jämförelse med Libets försök där EEG registrering användes för mätning av readiness potential i SMA 550 millisekunder före aktivitet, är förväntad omedveten aktivitet i prefrontal cortex betydligt tidigare i kedjan. Resultatet visade att ökad aktivitet i det prefrontala cortex startade redan 7 sekunder före aktivitetens utförande, alltså långt innan försökspersonen blev medveten om att ett beslut fattats. Genom förfinad analys av blodflödet till prefrontala cortex kunde man till och med till 100 % avgöra vilken knapp försökspersonen skulle trycka på. Således bekräftar denna studie Libets tidigare resultat att denna typ av beslut fattas av omedvetna processer i hjärnan och att medvetandet kommer senare, vilket ställer frågan om människans fria vilja på sin spets.

Trots den inbyggda fördröjningen om ca 0,5 S av medvetandet kan vi ofta handla genom automatiska intränade rörelser med ca 0,2-0,3 S reaktionstid. Som van bilförare märker man ibland att man intuitivt gör en snabb inbromsning utan att medvetet har tagit ett sådant beslut, troligen beroende på att man subliminalt detekterat ett inkommande hinder långt ut i perifera synfältet och därmed undvikit en kollision. I idrottssammanhang t.ex. i tennis är bollens hastighet så hög att en spelare måste handla instinktivt för att överhuvudtaget kunna returnera en hårt slagen serve. En annan aspekt som påverkar oss som människor i upplevandet av nutid, är vår oförmåga att särskilja stimuli som kommer från bl.a. vår syn, hörsel och känsel på grund av den neurala fördröjningen. När det gäller synintryck kräver processen att forma ett medvetet synintryck storleksordningen 0,1 S. Om man i laboratorietest visar blinkande lampor kan man få en illusion av rörelse vid lämplig frekvens och avstånd mellan lamporna. Detta utnyttjas t.ex. i vandrande textskyltar där lampmatriser formar text som ser ut att glida fram över skärmen.

Samma fenomen ligger bakom att vi kan förnimma rörelse i filmbilder som visas med 24 bilder/sekund med ett kort svart mellanrum eller TV bilder med bildfrekvensen 50 Hz. Man kan jämföra med tidiga stumfilmer som hade en långsam visning med ca 12 bilder/sekund då rörelserna såg mycket ryckiga och snabba ut. Vår syn av "verkligheten" innehåller ett antal "simuleringar" där t.ex. den blinda fläcken i ögat (där synnerven går ut) simuleras bort i det medvetna synfältet. Det finns också många exempel på bilder där hjärnan identifierar olika förnimmelser av objekt och ibland tolkar samma bild på flera olika sätt. Motsvarande fördröjningar finns också i övriga sinnesförnimmelser som t.ex. hörsel och känsel.

Medvetandet

Det pågår en intensiv debatt om hur vårt medvetande uppstår, men ännu finns bara ett antal teorier som inte vetenskapligt har kunnat verifieras. Medvetandet kan ju i djup sömn, när man blir sövd under en operation eller ligger i koma kopplas bort och återvända vid uppvaknandet. Forskaren Giulio Tononi som forskar angående sömn och medvetande vid University of Wisconsin-Madison har vid experiment med TMS (Transkraniell Magnetisk Stimulans) gjort experiment med försökspersoner vars hjärnor undersökts med EEG först i vaket tillstånd. Därefter inducerade man med TMS ett riktat magnetfält till en central del av hjärnbarken. Då ökade blodflödet först i målområdet och omedelbart därefter propagerade det till andra centra i hjärnbarken. När försökspersonen utsätts för samma stimulans med TMS under djup sömn så får man igen ett ökat blodflöde till målområdet, men propagering till andra områden i hjärnbarken uteblir. Detta skulle kunna peka på att de neurala nätverken i hjärnbarken är involverade i uppkomsten av medvetande. Utan att gå in på djupare detaljer finns det två skolor om hur ett medvetande uppstår där den ena förespråkar en dualistisk tolkning av medvetandet medan den andra förordar att medvetandet finns i den fysiska strukturens neurala nätverk.

Professor David Chalmers vid University of California formulerade i en artikel 1995 medvetande problemet genom att ange problemet som dels det enkla problemet och dels det svåra problemet (se ref. 1.13). Chalmers menade att det enkla problemet omfattar ett antal observerbara kognitiva egenskaper som: möjligheten att känna igen, kategorisera och reagera på yttre stimuli, integration av information i det kognitiva systemet, klassificering av mentala tillstånd, möjlighet till fokusering av uppmärksamhet, kontroll av uppförande och skillnaden mellan vakenhet och sömn. Det svåra problemet är våra inre upplevelser av "qualia" som när vi har visuella eller ljudupplevelser där känslan av färgen djupblå eller tonen C inför en subjektiv kvalité som är unik för varje individ. Chalmers ställer frågan varför medför de kognitiva processerna möjligheter till ett eget inre liv och inte bara en direkt reaktion på inkommande stimuli med automatik eller som en "zombie". Han ställer frågor om de subjektiva erfarenheterna " i ett inre liv" bara skulle vara funktioner av de neurala nätverken eller om man behöver nya teorier med icke fysikalisk bakgrund. Chalmers föreslår att det måste finnas oupptäckta nya fundamentala lagar motsvarande de för massa och tid som skulle kunna förklara de inre upplevelserna i medvetandet. Professorn i filosofi Daniel Dennet vid Tufts University (USA) är en av filosoferna som anser att Chalmers svåra problem kommer ur ett ogiltigt tankeexperiment och menar att det svåra problemet kan reduceras till beteende och bedömningar. I motsats till Chalmers anser Dennet att medvetandet inte är någon fundamental egenskap hos universum utan kommer troligen att kunna förklaras med naturliga fenomen i hjärnans nätverk. Dennet anser även att det enkla och svåra problemet måste lösas gemensamt då de utgör ett sammanhängande par.

I denna fråga om medvetandet hade forskaren Benjamin Libet en egen teori där han i en artikel föreslog förekomsten av ett medvetandefält (conscious mental field, CMF) utan fysiska neurala nervbanor som skulle kunna vara en förklaring till de subjektiva erfarenheter av medvetande som vi som människor upplever (se ref. 1.14). Libet föreslog ett experiment där man genom att operativt skära av de neurala förbindelserna (axonerna) till ett isolerat hjärnområde med intakt näringstillförsel skulle kunna mäta om någon CMF aktivitet skulle kunna ske mellan detta område och en associerad hjärnarea. Libet ansåg att om ett sådant fält skulle existera, är det inte ett tecken på en dualistisk teori utan fältet skulle kräva en levande hjärna för att existera.

Andra forskare bl.a. professor Wolf Singer vid Max-Planck-Institute for Brain Research i Frankfurt anser att medvetandet skapas i den fysiska strukturen i hjärnbarkens neurala nätverk. Singer har gjort grundläggande upptäckter vid experiment angående synsinnet hos bl.a. katter och apor som skulle kunna ligga till grund för det så kallade "bindningsproblemet". Bindningsproblemet ställer frågan om hur medvetandet uppstår ur alla de olika regioner i hjärnbarken som parallellt var för sig bearbetar inkommande perception, vilket sammanställs till en människas totala upplevelse av medvetandet. Singer har i en artikel "Binding by synchrony" beskrivit upptäckter i samband med forskning angående synsinnet hos katter med hjälp av inopererade multipla elektroder i kattens visuella cortex (se ref. 1.15). Vid experiment med rörliga svartvita kvadrater i synfältet hos katten upptäcktes synkrona oscillationer emellan spatialt skilda hjärnregioner med frekvensen 40 Hz (gamma vågor) som var skilda från den normala aktiviteten för bildseendet. Forskarna ansåg att denna oscillation och synkronisering hade sin bakgrund i neuronernas kommunikation via nätverken. Detta ledde till hypotesen att de neurala nätverken utnyttjade synkronisering i millisekundtakt för aktiviteter i grupper av neuroner som därmed dynamiskt kan överföra kodad information via de neurala nätverken. Som vi sett tidigare har neuroner en speciell cykel vid generering av aktionspotential (se fig. 1.5), där triggning av en aktionspuls via dendriter är känsligast i den inledande fasen medan den förhindras i den nedåtgående fasen. Detta kan medföra att ett inkommande pulståg som är synkront med neuronets aktionspotential kan ge ökande pulståg när inkommande signaler har rätt fasläge i millisekundtakt. Enligt Singer har ytterligare forskning i olika laboratorier med multipla mätmetoder i hjärnbarken stärkt hypotesen att en mängd kognitiva funktioner som: gruppering av perception, fokusering av uppmärksamhet, behandling av intryck i korttidsminnet, integration av sinnesintryck, bildande av associativa minnen och sensorisk koordination kan ha en nära relation med synkrona oscillerande signaler i frekvensområdet Beta och Gamma (cirka 13 Hz, 40 Hz) i de neurala nätverken.

Det finns ytterligare teorier om hur bindningsproblemet fungerar och om hur medvetandet uppstår, men idag finns ingen gemensam accepterad vetenskaplig förklaring till medvetandefenomenet. Vissa ser bindningsproblemet ur två aspekter, dels som problemet hur hjärnan kan plocka fram enskilda objekt ur de komplexa mönstren från t.ex. synsinnets indata för att urskilja en blå fyrkant och en gul cirkel utan att förväxla deras färger. Dels det kombinatoriska problemet att samordna hur ett objekt och dess bakgrund med emotionella upplevelser kan kombineras till en gemensam upplevelse (omvärldsbild).

Medvetandet är ju också ett system med förmåga att betrakta och granska sin egen spegelbild. Detta tyder på en hierarki i medvetandet där högre funktioner kan granska underliggande funktioner och som t.ex. i efterföljande kapitel om hypnos visar sig selektivt kunna stänga av den högre perceptionen av signaler från våra sinnen till medvetandet. Förhoppningsvis kommer den pågående forskningen och kartläggningen av hjärnans neurologiska nätverk som nämndes i kapitlets början att medverka till förståelse av medvetandets mekanismer och ursprung.

Som avslutning på detta kapitel presenteras två viktiga upptäckter angående de neurala nätverken. I vila kan man mäta spontana fluktuationer i hjärnans cortex, vilka orsakas av medvetandeströmmar som t.ex. dagdrömmar, framtidsplanering och tankar på tidigare händelser (episodiskt minne). Redan 1974 påtalade den svenske forskaren professor David Ingvar att det pågick en hög aktivitet i hjärnans frontallob även i vila. Vid den tiden användes xenon 133-teknik genom inandning för mätning av regionalt blodflöde i hjärnan (rCBF). Ingvar hävdade att en ökande aktivitet under vila skedde i speciella regioner av hjärnan, där speciellt de prefrontala loberna ingick.

Detta tidiga rön bekräftades av forskaren Marcus Raichle, professor i neurologi vid Washington University i St Louis. Raichle myntade uttrycket "default network" i en forskningrapport utgiven i Nature reviews Neuroscience 2001 (ref. 1.17). I denna rapport redogör Raichle för sin forskning angående hjärnans metabolism under vila respektive mental ansträngning. Resultatet visade att hjärnans energiförbrukning vid passivitet respektive aktivitet endast ändrades 5 %. fMRI-mätningar visade att det pågick hög aktivitet i hjärnan även under vila speciellt mellan frontalloben och parietalloben. Dessa nätverk har därefter utforskats mer ingående och benämns "default network". Forskningen visade att när ett yttre stimuli från omvärlden fångades eller en problemlösning pågick styrdes hjärnaktiviteten om. Aktiviteten i default nätverket minskade och styrdes om till den nya aktivitetsarean. Genom att ta differensen i blodflöde mellan fMRI-bilderna från vilande tillstånd och t.ex. under visuell fixering visade resultatet på en ökad aktivitet i visuella cortex. På samma sätt kunde aktivitet vid läsning av ord peka ut ökad aktivitet i hjärnans areor för språk. Under senare år har man kunnat se att detta default nätverk påverkas vid ett flertal neurologiska sjukdomar som schizofreni, autism och Alzheimers. Vid schizofreni finns en överaktivitet i hjässloben som kan ge hallucinationer eller förföljelsemani. Vid autism finns en lägre aktivitet i default nätverken än hos friska personer. Vid Alzheimers sjukdom kan man också konstatera att default nätverket är skadat av plack som påverkar synapserna.

I samband med forskningsprojektet "the human connectome project" har man upptäckt några centrala areor i cortex som har speciellt kraftfulla neurala nätverk mellan sig. I denna forskning har man tre olika synsätt på de neurala nätverken. Grundläggande forskning angående nätverkens anatomi sker med metoden DTI (Diffusion tensor imaging) där man dokumenterar nätverkens utsträckning via vattenmolekylernas diffusion utefter nervcellernas axoner. När det gäller nätverkens funktionella kopplingar används metoderna med EEG, MEG och fMRI för lokalisering av cortex funktionella centra. Den tredje metoden analyserar den effektiva kopplingen nervcellerna emellan. Analysen av hjärnans totala nätverk kan indelas i flera hierarkiska nivåer som: individuella neuroner, lokala kluster av neuroner och kluster av neuroner i anatomiskt åtskilda hjärnområden. Genom jämförelser mellan strukturella och funktionella studier kan man med t.ex. fMRI mätningar hitta korrelationer mellan nätverken och den aktuella hjärnfunktionen. När det gäller nätverkens effektiva kopplingar behöver dynamiken i de temporala signalerna analysers genom lämpliga tidmätningar.

De två forskarna Olaf Sporns och Martijn van den Heuvel publicerade 2011 en artikel i Journal of Neuroscience angående ny forskning om hjärnans nätverk (se ref. 1.18). I en studie med 21 försökspersoner gjordes DTI mätningar under 30 minuter där personen var i vilande tillstånd. Man granskade 82 olika centra i hjärnorna och kartlade deras neurala nätverk. De båda forskarna lokaliserade 12 olika centra som hade dubbelt så många nervförbindelser i sina nätverk än övriga centra. Dessutom hade dessa centra ovanligt många nervförbindelser i nätverken med varandra. Dessa centra är i första hand inblandade i högre kognitiva funktioner i hjärnan. Forskarna kallade dessa 12 centra för "rich club" och anser att dessa nätverk kan vara källan till människans medvetande och uppkomsten av "jag"- känslan. De 12 centra är lokaliserade med 6 centra i varje hjärnhalva (se fig. 1.13). Centrat med flest förbindelser är området precuneus som är en area i bakre delen av hjärnan. Denna area är lite kartlagd men antas ha en integrerande funktion för information från många centra i hjärnan. Andra arean är superior frontal cortex vilken är inblandad i planering och styr uppmärksamhet. Tredje arean är superior pariteal cortex som innehåller visuell information om visuella objekts placering. Fjärde arean är hippocampus vilken hanterar lagring och åtkomst av minnen. Femte arean är thalamus som bl.a. är involverad i visuell information. Slutligen den sjätte arean är putamen som bl.a. koordinerar rörelser. Forskarna anser att denna "rich club" ligger bakom behandling, prioritering och filtrering av inkommande stimuli från våra sinnen. Nätverket är inblandat för att sammanställa dessa intryck och ta beslut om vilka åtgärder som skall utföras.

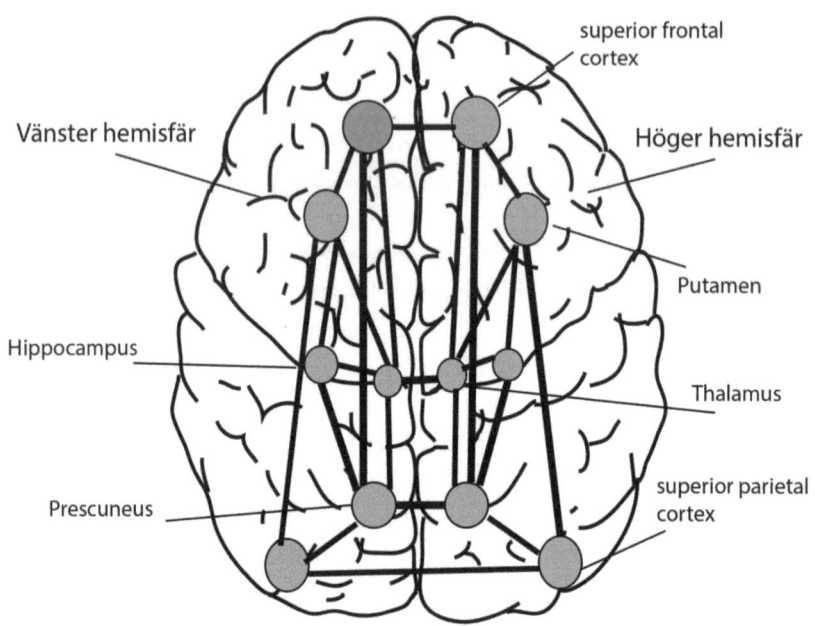

Figur 1.13 Principiellt förenklat schema för "rich club".

I en senare forskningsrapport 2013 har forskarna undersökt 41 schizofrenipatienter för att se skillnader i "rich club" nätverken i jämförelse med friska försökspersoner (se ref. 1.19). Resultaten visade att denna grupp av schizofrenipatienter har en reduktion avseende nervsignaler i dessa nätverk. Detta resulterar i att schizofrenipatienter har en lägre global kapacitet i "rich club" nätverken och en annorlunda dynamik i nervsignalerna. Den fortsatta forskningen om dessa nätverk kan ge en djupare förståelse angående neurologiska sjukdomar och kanske lösa bindningsproblemet.

Detta kapitel har speciellt inriktats på att beskriva hur uppbyggnaden av människans nervsystem och dess neurala fördröjningar påverkar vår förmåga att uppfatta "verklighetens" nu. Kapitlet försöker också att ge en bakgrund till "den omedvetna zonens" olika påverkan av våra upplevelser, reaktioner och beslut i många situationer där vi är omedvetna. I de följande kapitlen är många av dessa egenskaper grunden i hur vi upplever olika inflytanden som t.ex. intuition, kroppsspråk och kroppsmedvetande. I kapitel 2 redogörs mer ingående för våra sinnesintryck jämfört med de olika supersinnen som finns i övriga djurvärlden.

Som illustration av "qualia" citeras några strofer ur Litteraturpristagaren Tomas Tranströmers verk.

Ur Minnena ser mig (1993): *Inom mig bär jag mina tidigare ansikten, som ett träd har sina årsringar. Det är summan av dem som är "jag". Spegeln ser bara mitt senaste ansikte, jag känner alla mina tidigare.*

Ur Mörkerseende (1970): Två sanningar närmar sig varann. En kommer inifrån, en kommer utifrån och där de möts har man en chans att få se sig själv.

Kapitel 2 Medvetandets gränser

Supersinnen

Detta kapitel handlar om de olika sinnesorganen i människokroppen som skapar medvetandets upplevelser i nuet. Människans uppfattning av den omgivande världen är i princip begränsad till de fysikaliska fenomen som våra sinnen kan registrera. Vi kan t.ex. uppfatta vissa elektromagnetiska strålningsfält inom begränsade områden som ljusvågor (synligt ljus våglängd ca 400 – 780 nanometer), värmevågor men inte övriga typer av elektromagnetiska fält som t.ex. kortvågsradio, radarpulser, röntgen eller radioaktiv strålning. Dessa typer av strålning som vi inte medvetet känner t.ex. mikrovågor, UV ljus eller röntgenvågor är farliga för människan och kan bl.a. medföra skador på ögon eller medföra framtida cancersjukdomar. Därför finns gränsvärden för dessa typer av strålning som ansvariga myndigheter tagit fram för att medborgare inte skall utsättas för dessa typer av skadlig strålning (se fig. 2.1).

I kapitlet kommer respektive sinne att beskrivas och dess begränsningar avseende t.ex. örats minsta ljudtryck för att kunna höra det svagaste ljudet (hörbarhetströskel). Underrubriken supersinnen avser jämförelser med övriga djurarter för att visa skillnaden gentemot människans nivå när det gäller känslighet och omfång i de olika sinnesorganen. Många av de publicerade diagram som visar egenskaper för människans sinnesorgan representerar oftast medelvärden i en större population, medan enskilda individer kan ha stora variationer i känslighet för ett speciellt sinne. Det kommer också att ges en del exempel på exceptionella förmågår där personer med t.ex. Savant syndrom kan ha en enorm minnesförmåga trots sina övriga handikapp. Personer med synestesi kan associera t.ex. bokstäver, ord eller veckodagar kopplade med färgupplevelser. Medvetandets gränser är alltså olika både människor emellan och mellan olika djurarter. Där vårt mänskliga medvetande uppfattar en varm sommaräng i solljus kan ett bi som har sinne för ultraviolett ljus se något helt annat eller en hund uppleva ett helt doftlandskap.

Som vi såg i föregående kapitel är det människans centrala och perifera nervsystem som tar emot och bearbetar alla inkommande stimuli från omgivningen. Där ingår också de interna känselorgan som reglerar alla kroppens inre organ vilka sammantaget är förutsättningen för vår överlevnad. Man kan grovt särskilja ca tjugosju olika sinnesfunktioner (receptorer) vilka förser centrala nervsystemet med information om många faktorer i kroppen som temperatur, kroppsläge, vätskebalans, tarmfunktion och eventuella skador m.m.

Den inre miljön i kroppen styrs i hög grad av det autonoma nervsystemet, som vi normalt inte är medvetna om. Detta system har ett antal receptorer som håller kroppen i en inre balans genom bl.a. att hypotalamus styr törst från sensorer för vätskebalans, hjärnstammen har receptorer för blodsockernivå och PH-värde, lungorna har sträckkänsliga receptorer för luftmängd som styr andningen, urinfunktionen har sträckkänsliga receptorer i urinblåsan och sträckreceptorer i magsäck och tarm för reglering av hunger. Vissa av dessa omedvetna autonoma funktioner kan man genom träning styra mentalt, där t.ex. yoga övningar kan påverka andningsfrekvens och hjärtrytm. Man kan till och med styra ämnesomsättningen i kroppen så att ett dvallikanande medvetandetillstånd uppnås.

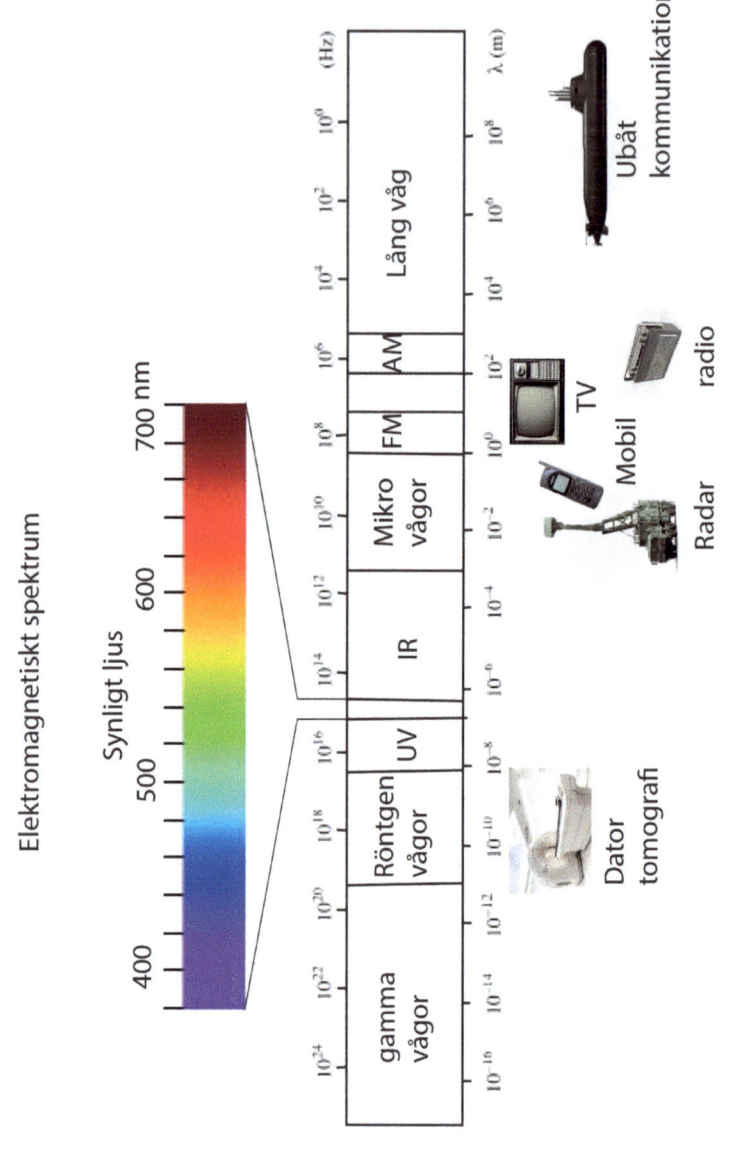

Elektromagnetiskt spektrum

Synligt ljus

400   500   600   700 nm

gamma vågor

Röntgen vågor

UV

IR

Mikro vågor

FM

AM

Lång våg

(Hz)

10^{24} 10^{22} 10^{20} 10^{18} 10^{16} 10^{14} 10^{12} 10^{10} 10^{8} 10^{6} 10^{4} 10^{2} 10^{0}

10^{-16} 10^{-14} 10^{-12} 10^{-10} 10^{-8} 10^{-6} 10^{-4} 10^{-2} 10^{0} 10^{2} 10^{4} 10^{6} 10^{8}

λ (m)

Dator tomografi

Mobil

TV

radio

Radar

Ubåt kommunikation

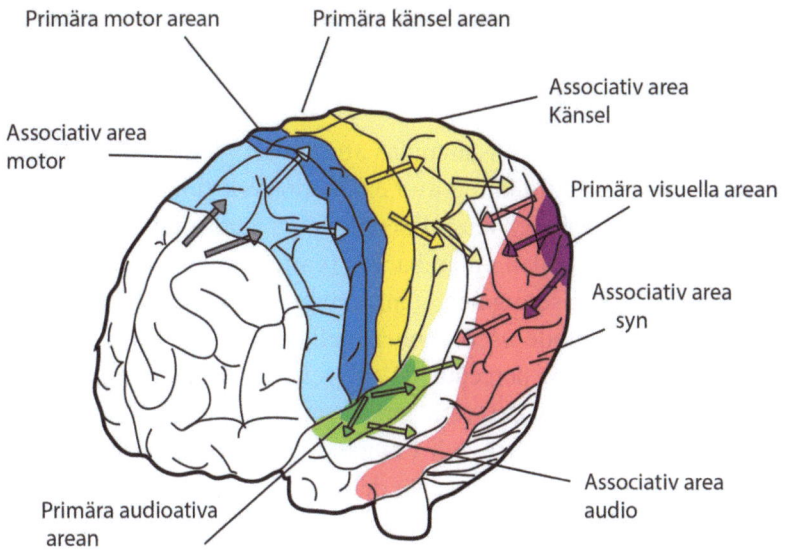

Primära motor arean   Primära känsel arean

Associativ area
Känsel

Associativ area
motor

Primära visuella arean

Associativ area
syn

Associativ area
audio

Primära audioativa
arean

Figur 2.2 cortex anatomi, primära och associativa areor.

När det gäller den yttre miljön nämner man oftast att människan har de fem sinnena syn, hörsel, känsel, lukt och smak. Men om man ser till inblandade receptorer kan man grovt öka antalet till nitton. I ögonen har vi två typer av receptorer stavar och tappar, luktsinnet har dels ett stort antal doftreceptorer och dels ett organ för feromoner, smaksinnet kan urskilja fem olika smaker, hudens känselsinne har sju olika receptorer, balanssinnet är basalt för hur vi kan gå och kroppssinnet som innehåller ett antal proprioceptorer håller hela tiden reda på var vi har våra lemmar.

Hur medvetandet uppfattar stimuli från de olika sinnena påverkas av ett antal faktorer, där perceptionen är inkodad i hjärnan och nervsystemet på olika sätt. Man kan utgå från en första retning av t.ex. en tryckkänslig receptor i handen som via tryck ger en retning i en tryckkänslig receptor. Retningen ger en aktionspuls i nerven som via ryggmärgen förs till primära somatosensoriska cortex i hjärnan. För att hjärnan skall kunna veta varifrån en nervsignal kommer har evolutionen skapat den primära somatosensoriska arean i cortex där varje nervcell anatomiskt representerar dess plats i kroppen (se fig. 1.7). En annan typ av kodning är t.ex. när en motorisk nervcell kodar graden av kontraktion i en muskel via att öka frekvensen av nervpulser (se fig. 1.6).

I föregående kapitel konstaterades att när det gäller hur medvetandet får sin upplevelse och tolkning av t.ex. synintryck (bindningsproblemet) finns idag ingen vedertagen teori. Forskning om hur synintryck formas, har visat att ett flertal områden i hjärnbarken (cortex) är inblandade i tolkning av färg, rörelse, lokalisering och igenkänning av visuella objekt. Enligt en teori kan synkroniserade oscillationer mellan olika kluster av nervceller förmedla gemensamma perceptuella uttryck via de neurala nätverken. I detta sammanhang kan det vara intressant med ett begrepp skapat av professorerna Christof Koch och Francis Crick (The neuronal correlates of consciousness, NCC) som innebär definitionen av den minsta förekomst av en neural händelse och mekanism som tillsammans formar en specifik perception (upplevelse) se ref. 2.1.

I hjärnans anatomi kan man urskilja primära områden i cortex där respektive sinnes nervsignaler (rörelse, känsel, syn och hörsel) tas emot i centrala nervsystemet (CNS) och där en första primär analys av inkommande stimuli görs (se fig. 2.2). Angränsande till de primära områdena finns ett sekundärt associationsområde för varje sinne där en förfinad analys av det bearbetade indatat görs för att forma en perception av upplevelsen. Cortex utanför dessa areor är associativa områden vilka är involverade i de komplexa högre mentala processerna som språkförmåga, tänkande, planering och gör en samordning (integration) mellan de olika sinnesperceptionerna. För språkförmåga kan man t.ex. ha indata från de olika sinnena som syn (läsning av böcker), känsel (Braille, alfabete för blinda) eller via hörseln. I det följande ges en beskrivning av de olika sinnena med en djupare genomgång av synsinnet då detta är mest utforskat och kan fungera som en generell beskrivning av mekanismer i cortex grundfunktioner.

Man har för de olika sinnena mätt upp den minsta aktiviteten av ett stimuli för att uppfattas av medvetandet. För t.ex. hörseln har hörbarhetströskeln, den medvetna styrkan (amplituden) och inom vilket frekvensområde ljud kan uppfattas mätts upp. När det gäller informationsinnehållet i våra olika sinnen är det synintrycken som är dominerande med inströmmande av ca 10 Mbit/s (10000000 bitar/sekund) till hjärnans visuella cortex. Behandlingen av denna enorma mängd information kräver ca 50 % av beräkningskapaciteten i hjärnan och detta avspeglas om man mäter EEG signalerna. Då man har slutna ögon dominerar alfa vågor (ca 8-13 Hz) men direkt när ögonen öppnas får man en dominans av beta vågor (ca 13- 40 Hz) som karaktäriserar medveten vakenhet. Totalt inflöde av information från sinnena är ca 11 Mbit/s där känseln genererar ca 1 Mbit/s, hörseln 100 Kbit/s, lukten 100 Kbit/s och smaken ca 1 Kbit/s. Denna stora mängd indata kan medvetandet inte hantera utan olika parallella centra i cortex sköter detektering, klassificering och sammanställning av dessa data. Endast storleksordningen max ca 40 bit/s presenteras för medveten bedömning.

Synsinnet

Man kan säga att när det gäller synsinnet är näthinnans ljuskänsliga retina i bakre sidan av ögonbotten central och kan ses som en del av hjärnans visuella struktur. Den typ av ögon som människan och primater har kan liknas vid ett kameraöga där man bakom hornhinnan har en lins som projicerar en upp och nedvänd bild av omgivningen på retinan liknande en kameras sätt att exponera en film. Näthinnans (retinans) struktur är ytterst komplicerad med ca 10 lager av ljuskänsliga nervceller och ganglieceller för registrering av ljusflöde och färgintryck.

I varje ögas retina finns ca 130 miljoner nervceller som är känsliga för blåvitt ljus kallade stavar och ca 7 miljoner nervceller av tre olika typer kallade tappar som är känsliga för rött, grönt respektive blått ljus. Genom att blanda de tre grundfärgerna rött, grönt och blått kan man erhålla alla de olika färgnyanserna i det synliga ljusspektrat. Dessa totalt 137 miljoner nervcellers signaler är kodade för att kunna överföras till hjärnans syncentrum via synnerven vilken innehåller ca 1 miljon nervtrådar. Relativt nyligen har man upptäckt ytterligare en typ av ljuskänsliga retinala ganglieceller som enbart reagerar på blått ljus vilka har en egen nervbana som skickar signaler till en samling celler i hjärnan som kallas suprachiasmatiska kärnan. Denna kärna fungerar som kroppens "centrala klocka" och stänger av tillverkning av melatonin under den ljusa tiden av dagen.

Fördelningen av stavar och tappar är ojämn där de 7 miljonerna färgkänsliga tapparna finns centrerade i fovea och den så kallade gula fläcken centralt placerad i ögats fokuspunkt, medan de 130 miljoner stavarna är fördelade utefter den övriga retinan enligt figur 2.3. En annan funktion i ögats anatomi är att stavarna längre bort från fovea har sammanslagits till större receptiva fält än för tapparna som har små receptiva fält vilket också medfört att synskärpan är lägre i de perifera delarna av retinan. Man kan säga i stort sett att stavarna som är storleksordningen 1000 gånger känsligare för ljus än tapparna fungerar i svagt ljus på natten utan färgseende och tapparna är aktiva i vanligt dagsljus och genererar vårt färgseende. Som visas i bilden finns ett område ca 15 grader från fovea i retinan där synnerven går ut ur ögat och där saknas ljusreceptorer varför den kallas "blinda fläcken". Normalt ser vi inte denna blinda fläck utan de båda ögonen kompletterar varandra i hjärnans visuella funktion och även när vi ser med ett öga fyller hjärnan ut detta område med närliggande synintryck.

Ett sätt att själv uppleva den blinda fläcken är att blunda med vänster öga och fixera blicken på toppen av den utsträckta vänstra tummen med höger öga. För sakta det utsträckta pekfingret på höger hand på armslängds avstånd från höger inemot den vänstra tummen med ögat fixerat mot tummen. Man ser då att högra pekfingret försvinner ur det perifera synfältet när fingrarna är ca 15 – 25 cm isär motsvarande de 15 grader som blinda fläcken är förskjuten ifrån fovea. Under förflyttning inom 5 grader i denna position kan man inte uppfatta höger pekfinger.

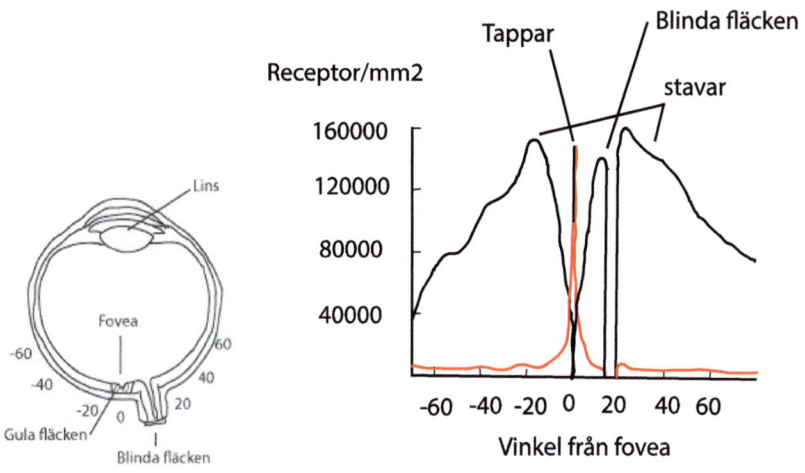

Figur 2.3 Ögats anatomi och receptorer.

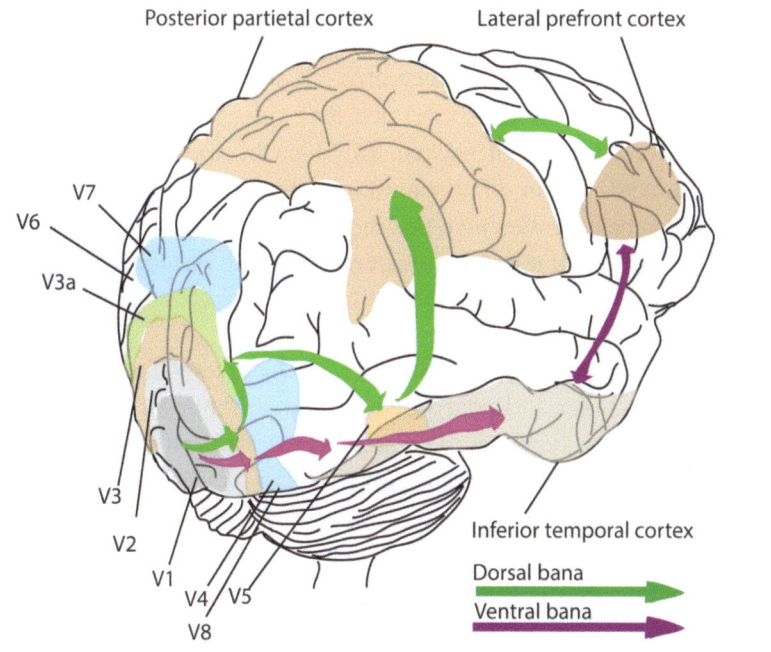

Figur 2.4 Areor för visuell information

På grund av att ögats fokuspunkt ligger i gula fläcken är det där ögats skärpa är störst medan den avtar utefter den övriga retinan. För att få en skarp bild har ögat 6 olika muskler styrda av hjärnans synfunktion så att när vi t.ex. läser texten i en bok utförs automatiska omedvetna ögonrörelser (benämns sackader) som succesivt fokuserar ögat på den lästa texten. Dessa muskler styrs även via våra balansorgan för att stabilisera den medvetna bilden vid rörelser av huvudet då annars en hoppande upplevelse av synfältet skulle ske som vid en uppspelning av en film tagen med handhållen mobilkamera. För att stabilisera bilden finns automatiska mekanismer i hjärnans visuella cortex som kompenserar för när ögonen blinkar eller snabbt rör sig t.ex. mellan de fixeringspunkter som ögat intar vid läsning av en textrad.

Synnerverna från respektive öga är delade så att det vänstra synfältet i respektive öga går till höger hjärnhalvas visuella cortex medan de högra synfälten går till vänster hjärnhalvas visuella cortex. Detta betyder att respektive ögas synnerv från nässidan av retinan är korskopplad mellan hjärnhalvorna. Vidare går synnerverna via en struktur i thalamus kallad lateral geniculate nucleus (LGN) och förs vidare till visuella cortex som är beläget längst bak mot nacken. LGN har bl.a. en funktion för analys av tidssamband mellan olika synintryck och kan fokusera på vad som är viktigt i en synsignal. Om man t.ex. hör att ljud i omgivningen ger signaler från hörseln till LGN uppgift om vart ögonen skall dirigeras för att betrakta området varifrån ljudet kom.

Området där synintrycken från LGN behandlas vidare kallas primära visuella cortex eller förkortat V1 då denna struktur var första området i kartläggningen av synbanan. Därefter har ett antal ytterligare funktionella områden för visuell bearbetning kartlagts vilka benämns V2, V3, V4, V5, V6, V7 och V8. Dessa olika områden är organiserade på olika sätt t.ex. vänster och höger ögas neuroner ligger omväxlande i parallella lager. Kartläggningen och ursprunglig benämning av dessa visuella centra emanerar från ingående studier av aparten makaker där mycket forskning genomförts genom direkt mätning av nervsignaler i visuella cortex och den visuella perceptionen har kartlagts i detalj.

När det gäller människohjärnan är det under de senaste decennierna man har haft möjlighet att studera visuella centra med PET, fMRI och MEG utrustningar som man börjat kunna kartlägga detaljer i hjärnans bearbetning av synintryck. Benämningarna V1..V8 från makaker har även applicerats på motsvarande visuella områden i människohjärnan, men i litteraturen finns även ett antal alternativa benämningar. Då det i denna framställning bara görs en grov beskrivning av vilken funktion de olika visuella områdena har vid behandlingen av synintryck kommer bara dessa beteckningar att användas.

Forskarna inom det visuella området av hjärnan är idag inte helt eniga om vilken huvudsaklig funktion respektive center har i den visuella perceptionen men följande beskrivning ger en bild av nuvarande forskningsresultat. I det följande redovisas respektive visuella område i hjärnan med beskrivning av huvudsaklig funktion och även där det är relevant vilka problem som uppstår hos en patient om området skadas av t.ex. en stroke. I figur 2.4 framgår ungefärlig placering av respektive område.

V1: I primära visuella cortex finns i princip en area med neuroner vars insignaler kommer via LGN från ögats celler i retinan och kan sägas avspegla en viss punkt i synfältet för varje nervcell. Då antalet synceller i fovea och gula fläcken har den största upplösningen är motsvarande area i V1 störst för att avta utåt kanterna. Dessutom behandlas signalerna från tapparna respektive stavarna inte i samma strukturer utan är differentierade. V1 gör enklare behandling av synintryck genom att t.ex. göra detektering av kanter mellan svarta och vita fält och dekoda ljusstyrka. Skador i V1 visar sig direkt i synfältet hos t.ex. en stroke skadad patient genom mörka fält i respektive synfält.

V2: Nästa visuella area benämns V2 och är den första i ett antal associativa områden som får sin insignal från V1 men ger även feedback tillbaka till V1. V2 skickar vidare visuell information till areorna V3, V4 och V5 och är inblandad i detektering av komplexa konturer, stereoskopiskt seende, illusoriska figurer och skilja figurer från bakgrunden.

V3/V3a: Registrerar vinklar och symmetrier och är inblandad vid behandling av global rörelse.

V4/V8: V4 är ett område som påverkas starkt när man ger uppmärksamhet åt något i synfältet. Området är inblandat för färgseendet men medverkar också i orientering och spatial uppfattning. Senare forskning med fMRI pekar ut det angränsande området V8 som det mest inriktade området för färgdetektering. Skador från stroke kan i dessa områden medföra total färgblindhet (achromatiopsia) vilket ger en svartvit upplevelse av omvärden.

V5: Är en visuell area med många förbindelser både med V1, V2,V3 och andra områden i cortex och är huvudsakligen inblandad i perception av rörelse och binokulärseende. Arean detekterar rörelseriktning, rörelsehastighet, detektering av stereoskopiskt djup och styrning av ögonrörelser. Skador i detta område gör att patienten inte kan se rörelse (akinetopsia) vilket är problem t.ex. när man häller kaffe i en kopp eller inte ser bilars rörelse vid korsning av en gata utan ser världen i stillbilder.

V6: Är associerad med egen rörelse och perifert seende. Den innefattar en area med topografiskt orienterat visuellt fält av omgivningen och har en stor selektivitet för orientering av kanter.

V7: Behandlar perception av symmetri.

Dessa parallella visuella centra är inriktade på olika egenskaper som färg, form, storlek, rörelse och orientering av visuell information och resulterar i den bild som medvetandet registrerar. Hur hjärnan samordnar alla dessa hjärnområden benämns "bindningsproblemet" då man idag inte helt har kartlagt hur denna samordning av informationen går till.

Två forskare L G Ungerleider och M Mishkin på National Institute of Mental Health Washington DC som forskade på apors visuella cortex gav ut en rapport 1982 (ref. 2.2) där man föreslog att den visuella informationen följde två olika kortikala vägar där associativ informationsbehandling skedde dels i posterior parietal cortex (PP) när det gäller frågan "var" den visuella bilden finns medan frågan "vad" bilden föreställer behandlas i en kortikal bana i inferior temporal cortex (IT), se fig. 2.4. I den dorsala banan från visuella cortex till PP behandlas de spatiala parametrar som ett objekts läge i förhållande till en person och hanterar även information över en plan hur t.ex. armens motorrik skall styras och timing för att fatta tag i ett glas. Mycket av denna styrning av motorik är helt omedveten och förs vidare till associations areor i prefrontala loben där ett center för planering av rörelse är beläget, se fig. 2.4. Skador från t.ex. stroke i den dorsala banan hos en patient kan medföra svårigheter att greppa ett glas då den spatiala perceptionen är störd.

Den ventrala banan,"vad", går från visuella cortex via IT där jämförelser görs mot tidigare visuella minnen för att identifiera objektets former eller för ansiktsigenkänning. Även emotionell information i bilden kan förmedlas till amygdala som medverkar i detektering av möjliga hotsituationer. Resultatet förmedlas vidare till frontalloben där ett perceptuellt medvetande om bilden uppstår, se fig. 2.4. Skador i den ventrala banan där en specifik area för ansiktsigenkänning finns kan medföra svårighet att känna igen även sina närmaste vänners ansikten (prosopagnosia). Man har i samband med hjärnoperationer för epilepsi gjort mätningar i denna area och kunnat identifiera enstaka nervceller som aktiveras av bilder av en speciell känd person som t.ex. president Bill Clinton eller skådespelerskan Jennifer Aniston. Man har gett denna typ av nervcell smeknamnet "mormorcellen".

Intensiv forskning pågår i kartläggningen av människans visuella perception för att lösa bindningsproblemet, då det är troligt att den visuella perceptionen i hjärnan fungerar på liknande sätt som mellan hjärnans många areor för behandling av övrig perception. I figur 2.5 visas ett förenklat flödesschema över hur den visuella informationen från ögats retina utbreder sig i de olika visuella centra. I detta sammanhang kan nämnas begreppet blindsyn som innebär att personer som är totalt blinda på grund av skador i primära visuella cortex (V1) ändå kan uppfatta viss visuell information som förmedlas från ögats retina, då ca 10 procent av synnervens signaler går till dessa andra visuella areor.

Forskaren professorn i neuroscience vid Tilburg University i Holland Beatrice de Gelder har bl.a. genomfört experiment med blinda personer som har fått se bilder med starkt emotionellt innehåll och via sensorer i deras ansiktsmuskler kunnat detektera liknande ansiktsuttryck som visats på en bildskärm hos försökspersonen (se ref. 2.3). Dessa experiment har visat att många visuella stimuli som färg, enkla former, enkel rörelse och orientering av föremål har kunnat pekas ut utan att personen kunnat se någon visuell bild. Detta indikerar att det finns neurala nätverk förutom V1 som ger visuell information till de olika kortikala visuella centra.

En annan egenskap i den visuella perceptionen är när man i sin fantasi föreställer sig mentala bilder. Mätningar med fMRI visar att det till viss del är samma associativa visuella areor som är inblandade i de visuella aktiviteterna i detta fall som i motsvarande för yttre visuella stimuli från ögonen. I den prefrontala loben är aktiveringen av dessa areor nästan helt identisk med en motsvarande yttre bild. Även när det gäller den parietala loben finns samma överensstämmelse. I temporalloben som är involverad i lagring av visuella minnen och kan aktiveras av signaler både från lägre nivåer och högre nivåer i de kortikala visuella processerna kan däremot en mätbar skillnad i aktiveringen i de två fallen konstateras.

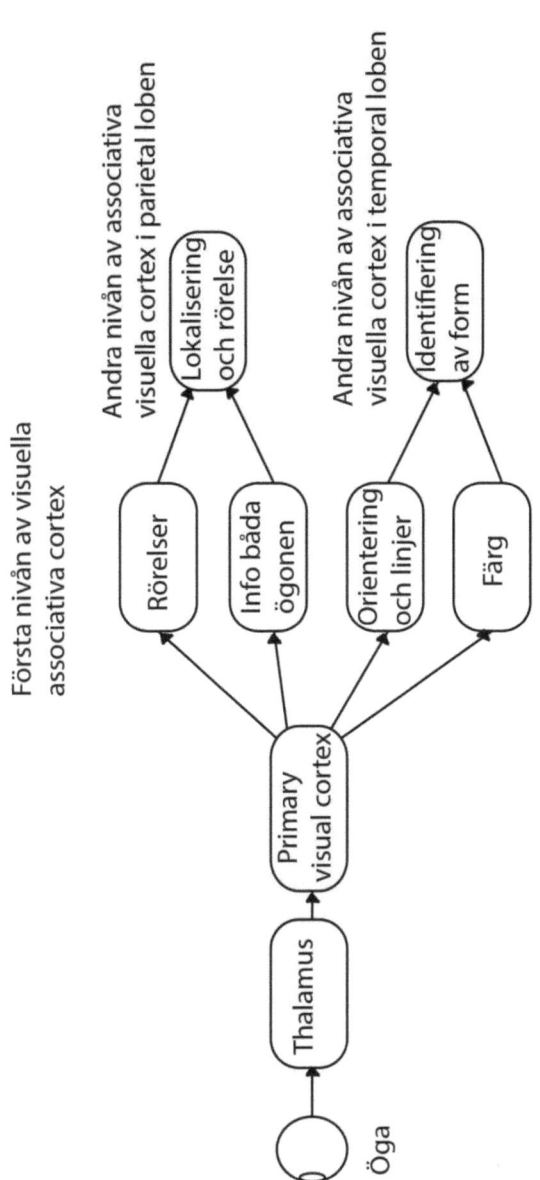

Figur 2.5 Flödesschema visuell information.

Andra experiment har visat på den plasticitet som finns i hjärnan för in-lärning av visuell information. Om en försöksperson förses med glasögon som ger en upp och nedvänd bild av omvärlden kommer han inom några timmar ha blivit van vid denna nya perception och de visuella centra har kunnat vända perceptionen så att en rättvänd bild uppfattas av försöksper-sonen. Efter ett sådant experiment tar det ett antal timmar innan den visuel-la upplevelsen återgått till det normala igen.

När det gäller visuella upplevelser pågår forskning vid Karolinska Institutet i Stockholm av professor Henrik Ehrsson vid institutionen för neurovetenskap angående hur vi som människor skapar vårt omedvetna kroppsmedvetande. För att skapa illusionen att en gummiarm som ligger på bordet framför försökspersonen är personens egen behöver man två sinnen som synkroniseras i en gemensam upplevelse. Försökspersonen sitter vid ett bord där t.ex. vänster arm ligger dold bakom en skärm medan en gum-miarm vid sidan av skärmen istället är synlig för försökspersonen. Genom att beröra både den vänstra armen och gummiarmen samtidigt kan man få försökspersonen att uppleva gummiarmen som en del av kroppen och om man plötsligt slår med en hammare på gummiarmen reagerar försöksper-sonen häftigt då gummiarmen intagit en position i försökspersonens med-vetande. Genom användning av fMRI utrustning har man kunnat kartlägga de centra i hjärnan som i detta fall kopplar ihop den visuella bilden med den taktila beröringen.

Avslutningsvis för den visuella perceptionen ges några exempel på gränsvärden för synsinnet och jämförelse med djurvärldens supersinnen. När det gäller synskärpa d.v.s. förmågan att urskilja små detaljer i syn-fältet definieras den genom att testa hur nära två små punkter kan närma sig varandra innan de uppfattas som en enda och benämns upplösnings-förmåga. Synskärpan motsvaras av den vinkel där man fortfarande ser två punkter. Man anger synskärpan med ett tal som t.ex. 1,0 eller 0,5 o.s.v. och värdet 1,0 som är vanligt hos friska personer motsvarar en synvinkel på 1 bågminut. Synskärpan varierar dels hos olika individer och påverkas även av åldrandet. Många unga personer brukar ha en bättre synskärpa inom intervallet 1,3 – 1,5 och det finns enstaka individer med en synskärpa på 2,0 och det högsta som uppmätts ligger på ca 2,3. I djurvärlden är det rovfåglarna som har den skarpaste synen med två gula fläckar som bildar en konkav grop i retinan vilket ger en effekt som ett teleobjektiv som förstorar den skarpa bilden. En örn har ungefär 5 gånger fler ljuskänsliga celler än en människa och en kungsörn kan uppfatta små rörelser hos en kanin på mer än två kilometers avstånd enligt Guinness djurrekordbok.

När det gäller ljuskänslighet så är stavarna ca 1000 gånger känsligare för ljus än tapparna och ger det svartvita nattseendet. I djurvärlden är det ugglan som har bästa nattseendet vilket är ungefär 100 gånger bättre än en människas ögon. Dels har ugglan tubformade ögon, kan vidga pupillerna maximalt och har ett högreflekterande vävnadslager bakom näthinnan som förstärker ljuset till näthinnan.

Människans färgseende skiljer sig från många djurs sätt att se ljusets spektrum. Många däggdjur som t.ex. hundar och ekorrar har bara två typer av färgreceptorer (dikromatiskt) medan människan har tre typer av tappar (trikromatiskt). Det finns undantag där ca 10 procent av kvinnor har en ärftlig förändring i retinan med fyra typer av tappar för färgupplevelse (tetrakromatiskt). Vid normalt färgseende (trikromatiskt) räknar man med att kunna urskilja ca 10 miljoner nyanser av färg medan en kvinna med tetrakromatiskt färgseende kan urskilja 10 gånger fler nyanser (ca 100 miljoner). Cirka 10 procent av den manliga befolkningen har defekter i sitt färgseende på grund av ärftliga defekter i den enda x-kromosomen vilket innebär att personen ofta förväxlar rött och grönt. Fåglar har det mest välutvecklade färgseendet med fem olika färgreceptorer kombinerat med fem olika filter i näthinnan. En kuriositet i sammanhanget är att uppfattningen av färger kan skifta mellan olika folkslag beroende av språkliga eller kulturella skillnader. T.ex. i engelsk språkvärld definieras 8 olika grundfärger (röd, orange, grön, blå, purpur, gul, brun och svart) medan man hos naturfolk på Nya Guinea hade fem kategorier av färg.

Människan har med enstaka undantag ingen synförmåga inom UV och IR områdena medan många djur är specialiserade att se inom dessa frekvensområden. Vissa ormar har näsgropsorgan som är känsliga för IR strålning och känner av byten i totalt mörker medan t.ex. bin har en förmåga att se UV-ljus vilket vägleder till blommornas nektar. En annan egenskap är ljusadaptionen i ögonen som hos en människa gör att blinkande bilder med högre frekvens än ca 16 bilder/sekund verkar vara rörliga medan en insekt kan uppfatta upp till 300 bilder/sekund. Detta gör att vårt 50 Hz elnät uppfattas ge blinkande belysning för en fluga. Solens strålar vibrerar normalt i alla plan men i jordens atmosfär påverkas ljuset att bli polariserat vilket ger ett mönster på himlen som visar solens läge. Bin använder detta polariserade ljus för att under molniga dagar lokalisera vägen till kupan.

Hörselsinnet

Människans hörsel är utformad för att ta emot signaler som är förmedlade via tryckvariationer i luft eller via vibrationer i fasta strukturer och utbreder sig med så kallade longitudinella vågor. Detta till skillnad mot elektromagnetiska vågor som har transversell utbredning (vågorna vinkelräta mot rörelseriktningen). Örat indelas i de tre zonerna ytteröra, mellanöra respektive inneröra (se fig. 2.6). Ytterörat är utformat för att fånga upp ljudvågor och de leds via hörselgången till trumhinnan som sätts i vibration i takt med ljudvågorna. Trumhinnan är skiljeväggen mellan ytteröra och mellanörat där de tre hörselbenen hammaren, städet och stigbygeln förmedlar tryckvågorna vidare till ytterligare en hinna som kallas ovala fönstret. Ovala fönstret förmedlar tryckvariationen till innerörats hörselsnäcka.

Skillnaden emellan den större trumhinnans area och ovala fönstrets area medför en förstärkning av trycket i ljudsignalen på ca 15 gånger vilket förmedlas till den vätskefyllda hörselsnäckan. Strukturen på hörselsnäckan liknar till formen ett spiralformat snäckskal och är inuti delad i två ca 3 cm långa kanaler delad av ett membran (basilarmembranet) på vilket sinneshår finns placerade som ger signaler till hörselnerven. I ändan av hörselsnäckan sitter ytterligare ett membran som kallas runda fönstret vilket är inblandat i reflektion av ljudvågen. När vätskan sätts i svängning av rörelser i ovala fönstret uppstår en vågrörelse i hörselsnäckans vätska som påverkar basilarmembranet varvid sinneshåren ger information om frekvens och amplitud på det inkomna ljudet. Ljudsignalen förmedlas vidare via hörselnerven till primära auditiva cortex.

Hårcellerna i basilarmembranet sitter i grupper utefter snäckans spiral där de som är känsliga för höga toner sitter närmast ovala fönstret medan bastoner registreras i bortre ändan av membranet (så kallad tonotopisk organisation). Hörselnerverna för respektive frekvens går till den primära auditiva hörselbarken (cortex) där mottagande neuroner är lokaliserade på ett liknande sätt i en stigande frekvensskala.

Det finns två tolkningar hur hörselsignalerna detekteras varav en kallas platsteorin. Platsteorin anger att ljudsignalens frekvens orsakar en retning av hårceller via dess placering på basilarmembranet för en specifik frekvens. Den andra metoden kallad periodicitetsteorin anger att cortex tolkar ljudet med avseende på periodiciteten hos nervsignalernas aktionspotential. Rådande teorier menar att högre frekvenser tolkas enligt platsteorin medan de lägra basfrekvenserna detekteras enligt periodicitetsteorin. Hörselnerverna från höger respektive vänster öra är liksom många övriga sinnesorgan korskopplade till respektive motstående hjärnhalva, men det finns även en del av hörselnerven som kopplas till samma sidas hjärnhalva.

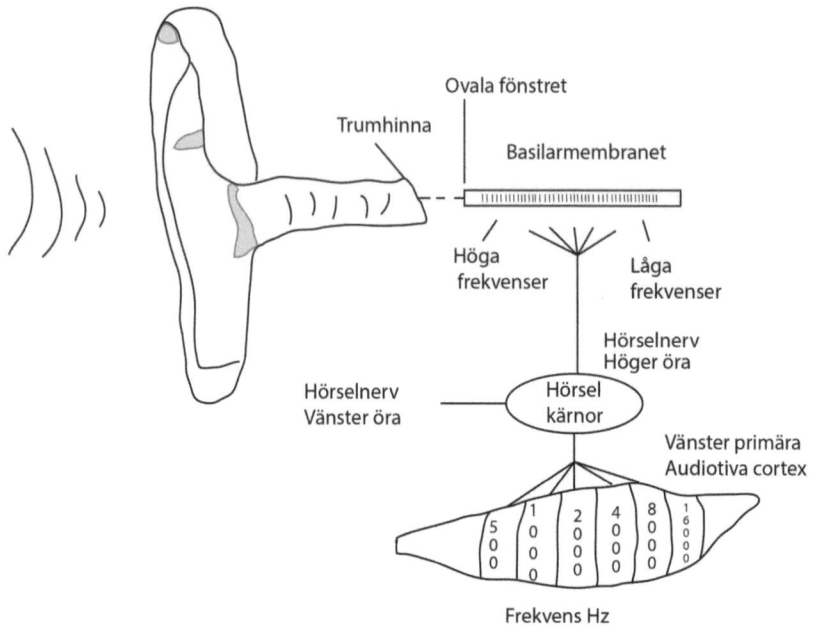

Figur 2.6 Örat och hörselsnäckan

Innan hörselsignalen kommer till primära auditiva cortex bearbetas signalen i ett antal kärnor bl.a. i thalamus som fungerar som relä eller omkopplingsstationer för detektering av tids, frekvens och lägesinformationer. Den exakta funktionen för alla dessa kärnor är inte helt känd men strukturen med tonotopisk organisation av signaler och binauralt lyssnade (lokalisera varifrån ljudet kommer) upprätthålls bl.a. genom att signalerna från båda öronen jämförs för uppfattning av tidsskillnader och intensitets modulation mellan ljudsignalerna.

Några av dessa kärnor och deras huvudsakliga funktion beskrivs nedan.

- Cochlear nuclei: innehåller nervceller som reagerar på en tons början, andra reagerar kontinuerligt, ytterligare andra reagerar på snabb frekvens eller intensitetsväxling.

- Superior olive: Sker bilateral blandning av insignal från höger och vänster öra. Kodning av ljud i relation till varifrån de kommer.

- Inferior colliculus: Har tvåvägsförbindelse med auditiva cortex. Känslig för tids och rumsliga förändringar samt binaural stimulering.

Primära hörselcortex ligger i temporala loben av cortex (se fig. 2.2) och är inblandad i grundläggande detektering av t.ex. musik genom tolkning av frekvens och ljudstyrka. Den omgivande sekundära associativa auditiva cortex processar de harmoniska, melodiska och rytmiska mönstren i ljudet. När det gäller tal finns det två utpekade kortikala areor som har specifika funktioner i språkförståelse varav det ena kallas Wernikes area vilken är involverad i förståelse av talat och skrivet språk medan Brocas area styr hur det talade ordet genereras.

Man har kartlagt människans hörsel genom att mäta hur örat uppfattar den svagaste ljudnivån (hörbarhetströskeln) och hur örat uppfattar olika frekvenser i ljudet. Beroende av örats utformning och hur hörselbenen förmedlar ljudsignalens ljudtryck till ovala fönstret visar mätningar att örat är känsligast mellan 3000 Hz till 4000 Hz (se fig. 2.7). Hörbarhetströskeln ligger vid 2000 Hz på ett ljudtryck på p0= 20 μPa (0,00002 N/m2). Som den nedre tonkurvan i figur 2.7 visar krävs mycket starkare signal i de lägre frekvensområdena för att uppfattas ha samma ljudtryck som vid 1000 Hz. Örats uppfattning av olika ljudnivåer följer en logaritmisk skala som för ljudtryck uttrycks som , SPL = 10 · log10($p/p0$)2 [dB]," sound pressure level (SPL) ", där 10 logaritmen för uttrycket definierar mätvärdet i dB. Av diagrammet framgår att örat kan hantera en stor dynamik från 0 dB vid 1000 Hz upp till ca 120 dB. Vid ca 140 dB når örat en smärtgräns där hörseln utsätts för allvarlig skada som medför framtida hörselproblem.

Vid mätning av ljudnivåer i samband med t.ex. bullerutredningar från trafik eller tågtrafik använder man vägningsfilter som efterliknar örats frekvensberoende och dessa filter betecknas A, B eller C och anges i samband med uppmätt ljudnivå t.ex. 80 dB(A). Örats frekvensomfång anges ofta som 20 -20000 Hz vilket gäller för unga personer, då speciellt det höga frekvensområdet påverkas av åldern för att vid 60 årsåldern sjunkit till ca 10 KHz. För tal spelar det inte så stor roll då man räknar med att 300-3400 Hz området gäller för att kunna uppfatta tal med god kvalité.

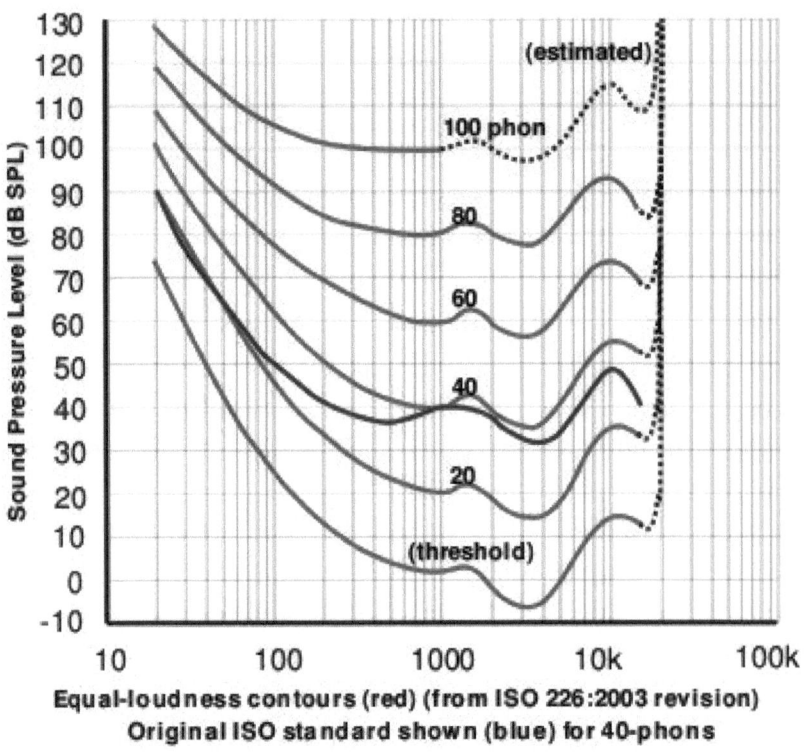

Equal-loudness contours (red) (from ISO 226:2003 revision)
Original ISO standard shown (blue) for 40-phons

Figur 2.7 Frekvenskurvor och hörbarhetströskel. Från wikipedia (http://en.wikipedia.org/wiki/Equal-loudness_contour).

I de associativa delarna av auditiva cortex finns ett antal förmågor som kännetecknar hörseln där man t.ex. har förmåga att fokusera på ett intressant samtal i närvaro av höga bakgrundsljud. Man kan också via binauralt lyssnande ganska exakt peka ut varifrån en ljudkälla kommer ifrån. I de högre associativa delarna av cortex finns också kopplingsstationer (kärnor) som skapar förbindelser mellan sinnena så att t.ex. ett starkt oroande ljud kan aktivera ögonrörelser åt ljudets håll och även känslomässigt påverka amygdala att sätta kroppen i beredskap för aktion. När det gäller de två hjärnhalvornas auditiva cortex kan man urskilja vissa karaktäristiska drag enligt tabell 2.1.

Vänster auditiva cortex	Högra auditiva cortex
Analytiskt	Förstår visuell presentation av ord
Sekventiellt	Process intonationsmönster
Kontroll talfunktion	Känner igen emotionsprosodi
Diskriminerar språkljud	Förstår skämt
Uppfattar temporal rytm	Process samtalsstruktur
Linjär	Holistisk

Tabell 2.1 Egenskaper auditiva cortex vänster, höger

Skador i hörselfunktion vid t.ex. stroke kan påverka tal och hörsel på olika sätt som:

Broca arean: Kan medföra att talet inte blir flytande och utan syntax.

Wernickes arean: Talet kan vara flytande men meningslöst (nonsens).

Här följer några exempel på gränsvärden när det gäller hörsel för olika djurarter. När det gäller hörbarhetströskeln har ökenlevande djur ofta bra hörsel som t.ex. kindpåsspringmusen som genom örats konstruktion har ca 5 ggr bättre hörsel av svaga ljud och kan varnas av det svaga ljudet från en ugglas vingar. Människan har en bra förmåga att avgöra varifrån ett ljud kommer men t.ex. tornugglan kan uppfatta en tredimensionell karta över ljud. Tornugglan har ljudkanalen uppåtriktad på höger sida och nedåtriktad på vänster sida vilket medför att ljudet även kan lokaliseras i höjdled.

När det gäller frekvensområden kan t.ex. en hund höra upp till 40 KHz vilket bl.a. utnyttjas genom användning av högfrekventa visselpipor för att ge kommando till hunden. Olika möss använder ljud upp till 100 KHz för kommunikation, men då en katt kan höra upp till 70 KHz är de utmärkta mössjägare. Elefanter har ett organ i pannan som kan generera infraljud lägre än 10 Hz vilket används för kommunikation inom en elefanthjord.

Ett annat sätt att använda ljud är fladdermössens sätt att använda ultraljud för ekolokalisering. Genom stora vridbara öron kan fladdermössen sända korta ljudpulser mot omgivningen och lyssna på de ekopulser som reflekteras från omgivande former. Genom att variera antal pulser per tidsenhet från ca 10 ggr/s upp till 200 ggr/s kan fladdermusen lokalisera byten med stor noggrannhet. Ultraljudet kan alstras upp till 200 KHz och i vissa fall kan frekvensen under ljudpulsen varieras för att få bättre upplösning. Vissa arter använder också dopplereffekten för att kunna mäta bytets fart och rörelseriktning.

Luktsinnet

Luktsinnet, vilket är vårt äldsta sinne, är till skillnad från övrig perception kopplat direkt till det limbiska systemet (ibland kallad "reptilhjärnan") utan att passera thalamus. Normalt är synsinnet prioriterat bland hjärnans sinnesuttryck med sina ofta exakta personliga minnen medan luktsinnet har en kraftfullare och direkt inverkan på det emotionella området.

I sin roman *"På spaning efter den tid som flytt"* ger författaren Marcel Proust en målande beskrivning av de barndomsminnen som framkallas av doften från att äta en madeleinekaka doppad i lindblomste. Dessa doftminnen förde författaren tillbaka till sin barndom där hans tante Leonie serverade dessa tillbehör före söndagsmässan. Proust poängterade att dessa smak och lukt minnen har en stark inverkan på speciellt barns minnesbilder där doften från modern och andra upplevelser finns lagrade som kompletta avtryck och kan framkallas av sekundsnabba doftstråk. Ett citat från boken ger en föreställning om dessa minnens genomslagskraft: *" Men då ingenting annat återstår av en gången tid, när människorna har dött och tingen förintats, så lever ännu doft och smak ensamma kvar; bräckligare men livskraftigare, mera immateriella, mera trofasta och längre kvardröjande. Som döda människors själar dröjer de ännu länge kvar bland minnena efter allt det andra; de minns, väntar, hoppas och bär som på en nästan oskönjbar liten vattendroppes yta minnets oerhörda byggnad"*.

Luktsinnets direkta koppling till amygdala, vilken är hjärnans övervakningscentral för inkommande hot från sinnesorganen, utgör en direkt koppling för att undvika faror som rutten mat eller förorenat vatten.

Människans luktsinne är en form av kemo reception där själva luktreceptorerna i näsan fungerar som komplicerade molekyldetektorer. Luktreceptorerna är placerade inom ett frimärkstort område i övre delen av näshålan och består av en slemhinna, olfaktoriska epitelet, innehållande ett flertal celltyper varav de olfaktoriska receptorneuronen, ORN, är viktigast. Dessa receptorer ligger inbäddade i slemhinnan och har cilier för att fånga upp doftämnena, se fig. 2.8. Gasformiga luftpartiklar måste först lösa sig i slemmet innan påverkan av luktens receptorer kan ske. Vid en förkylning som ger inflammation i nässlemhinnan tappar man i det akuta skedet ofta lukten vilket medför att smaken från mat uteblir. Då dessa receptorer kontinuerligt utsätts för slitage via luftens inverkan så lever en luktcell ca 2 månader innan den byts ut.

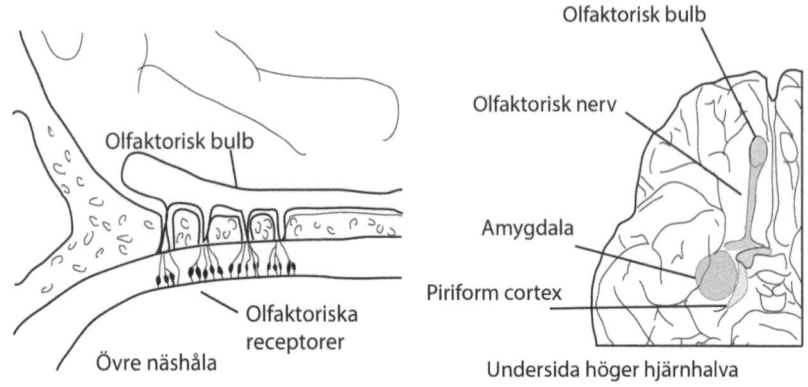

Figur 2.8 Näshåla luktreceptorer   Anatomi luktorgan

Människan har ca 350 typer av doftreceptorer som kan urskilja olika proteiner och totalt mer än 10 miljoner olfaktoriska receptorneuron ORN. Nässlemhinnan hålls fuktig av ett sekret genererat av stödjeceller som gör att inandningsluften fuktas, värms upp och ger en barriär som skyddar lungorna från infektioner.

Receptorerna för samma typ av dofter sammanbinds i den olfaktoriska bulben till kluster med upp till 1000 celler innan de kopplas vidare till den olfaktoriska nerven som förmedlar doftupplevelsen till luktcentrum i den temporala loben i cortex. Förutom de 350 typerna av doftreceptorernas rena doftsignaler kan mönster av flera doftreceptorers signaler samtidigt ge 10000 tals olika sammansatta doftupplevelser. Senare tids forskning har pekat på att det redan i näsans olfaktoriska organ sker en form av signal-behandling där olika områden uppfattar behagliga respektive obehagliga dofter som via amygdala kan utlösa kväljningar vid t.ex. lukt av rutten fisk eller utlösa salivavsöndring vid en aptitretande doft.

Till skillnad från övrig perception i hjärnan är olfaktoriska nerverna för respektive näsborre direkt kopplad till samma hjärnhalvas sidas luktcentrum. Liksom att man för synen och hörseln kan få stereoskopisk information om omgivande miljö, kan även luktsinnet känna av riktning varifrån

72

lukter kommer genom differensen mellan de två näsborrarnas detektering av lukt. Vid tester med utlagda doftspår på marken har försökspersoner med förbundna ögon kunnat följa doftspår genom att krypa och dofta utefter markytan. I figur 2.9 visas ett schematiskt blockschema över hur den olfaktoriska informationen sprids i hjärnans luktområden.

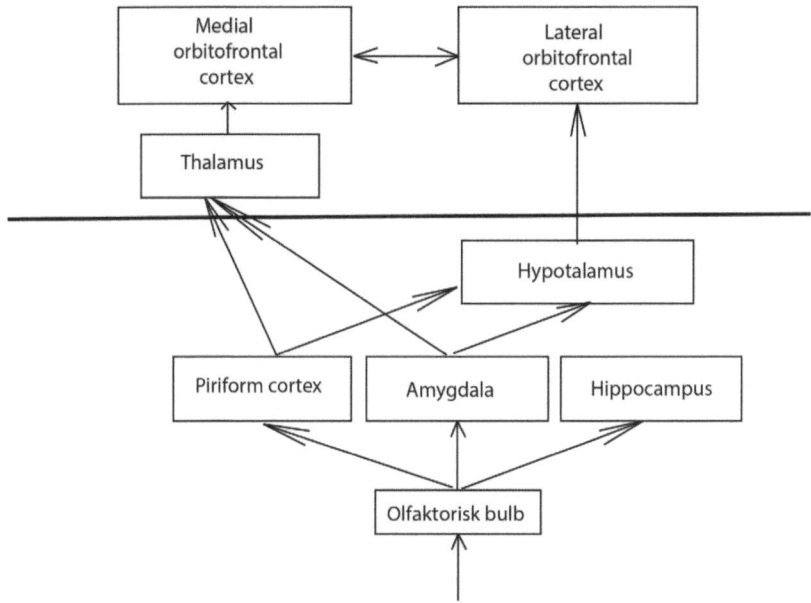

Figur 2.9 Olfaktoriska systemet

Nederst i schemat kommer nervimpulserna från ORN in till olfaktoriska bulben där en sammanställning av de 350 olika receptorernas nervsignaler sker för transport via 1:a kranialnerven till primära luktcentrum i temporalloben. En del av de omedvetna behandlingarna av luktsignalerna sker i amygdala där eventuella farliga substanser kan ge omedelbara kväljningssymptom för att förhindra förtäring. Lagring av doftminnen sker via hippocampus som bl.a. är inblandad i långtidslagring av självbiografiska eller episodiska minnen vilka ofta innefattar platsinformation, lukt, smak, syn och hörselminnen. Hippocampus hanterar samordning av dessa min-

73

nesfragment vilka ligger lagrade på olika ställen i cortex och som återkallas i respektive sinnescentrum vid återaktivering av minnet. Vid lagring av doftminnen finns även den emotionella aspekten med som aktiverar belöningscentrum eller väcker avsky mot obehagliga dofter. Piriforma cortex kan identifiera feromoner vilka kan påverka hypotalamus hantering av hormoner som aktiverar intresset för sexuella signaler från det motsatta könet. På den medvetna nivån är det orbitofrontala cortex i pannloben där dofterna når en medveten nivå och kan påverka medvetet en persons reaktioner på luktinformationen

Inom djurvärden finns ytterligare ett organ benämnt det vomeronasala organet vilket är beläget mellan näsan och munnen. Detta organ är inblandat i djurs varseblivning av feromoner vilka styr mycket av djurens beteende bl.a. i samband med parbildning och fortplantning. När det gäller människan är man osäker på om ett motsvarande organ är aktivt då det är både underutvecklat eller saknas helt hos vissa människor. Däremot spelar feromoner vilka är kroppsegna ämnen som utsöndras bl.a. i svett och urin (vilka innehåller dofter som berättar om kön, ägglossning, immunförsvar m.m.) en roll på samma sätt i parbildning och fortplantning hos människan. Feromonerna är doftlösa ämnen som utlöser nervsignaler till en annan del av hjärnan med en mer kroppslig reaktion än doftrelaterad upplevelse. Feromonerna spelar roll i en flock eller mellan olika individer av olika kön och forskning har visat att t.ex. kvinnor på samma arbetsplats ofta synkroniserar sina menstruationscykler. Kvinnor har också generellt en bättre förmåga till att känna lukt än män. Heterosexuella kvinnor kan t.ex. aktivera främre hypotalamus (hormonpåverkan) genom att lukta på derivat av manligt könshormon och motsvarande händer när män får lukta på kvinnligt könshormon. När det gäller partnerval har immunsystemet en stor roll där kvinnor föredrar män som har en genotyp av histokompatibilitetskomplex (MHC) olik deras egen. Kvinnor som använder P-piller påverkas så att de föredrar MHC genotyp som liknar deras egna och får preferenser för feminina ansikten medan kvinnor som inte äter P-piller i regel föredrar maskulina ansikten.

Liksom för syn och hörsel har man mätt upp och definierat ett antal parametrar som kvantifierar mätning av människans känslighet för lukt. Lukter kan bli objektivt evaluerade genom instrumentet olfaktometer som mixar den externa luften med kolfiltrerad luft. Instrumentet har ett munstycke mot andningsvägarna och koncentration-till-tröskel mätning sker genom att öka koncentrationen ren luft tills försökspersonen inte medvetet kan uppfatta en doft. Genom att mäta EEG signaler på en försöksperson kan man se att hjärnan reagerar på lägre koncentrationer av lukter redan innan personen blir medveten om lukten. Det finns även en mekanism med tillvänjning (habituering) mot en lukt där den medvetna upplevelsen mattas och kan till och med försvinna trots att luktcellerna fortsätter sända nervimpulser.

Nedan redovisas några parametrar som vanligen används för definition av lukt och de koncentrationer som kan medföra obehag eller skada andningsvägarna.

- Tröskel luktdetektion: Lägsta koncentration av en lukt detekterad skild från ren luft.

- Identifiering av lukt: Lägsta kocentration av lukt för identifiering.

- Intolerans av lukt: Lägsta koncentration där en lukt är farlig eller oacceptabel.

- Sensorisk irritation: Lägsta koncentration där lukt orsakar brännande, retande sensation.

Det finns t.ex. regler från WHO mot hälsofarliga koncentrationer av lukter som är baserade på obehagsreaktioner utifrån en medeltid av 30 minuters exponering. Stora variationer finns när det gäller tröskelvärdet för detektering av t.ex. ämnet vätesulfid som ligger i intervallet 0,2-2,0 μg/m3, igenkänning 0,6-6,0 μg/m3 och riktvärde 7 μg/m3 medan ämnet Tetrakloretylen ligger 1000 gånger högre med detektering 8 mg/m3, igenkänning 24-32 mg/m3 och riktvärde 8 mg/m3.

Generellt kan sägas att människan har bäst luktsinne i barnaåren vilket avspeglas i de ofta intensiva doftminnena som vi har från barndomsupplevelser. Luktsinnets förmåga att känna svaga dofter avtar med åldern bl.a. beroende av att man succesivt förlorar receptorer i näsans luktepitel och i den olfaktoriska bulben. Nedan redovisas några former av neurologiska sjukdomar i det olfaktoriska systemet:

- Anosmi: Total avsaknad av lukt.

- Dysosmi: Doftminnen skiljer sig från aktuell lukt.

- Hyperosmi: Minskad känslighet för lukt.

- Hyposmi: Hyperkänslig för lukt.

- Parosmi: Dofterna upplevs som obehagliga.

- Phantosmi: Hallucinerad lukt ofta obehaglig.

Forskning när det gäller demenssjukdomar som Alzheimers och Parkinsons sjukdomar har upptäckt att luktsinnet vid dessa sjukdomar är kraftigt påverkat. Chefen för lukt och smak forskning vid University of Pennsylvania Medical Center Richard L Doty som forskat bl.a. på Alzheimers patienter anser att man troligen kan upptäcka förstadier till Alzheimers sjukdom genom att testa patienter i ett tidigt skede. Förslag finns att införa rutinmässiga lukttest i samband med utredningar för Alzheimers sjukdom.

I djurvärlden spelar dofter och feromoner en mycket större roll i djurens beteende under årstidernas olika betingelser. Under parning och brunsttid orsakar feromonerna för sexualdrift en stor upphetsning hos t.ex. älgtjurar och hjortar som leder till blodiga strider om honornas gunst. Andra mekanismer är t.ex. hundars och katters revirpinkande för att utmärka det egna reviret. Om främmande katter gör intrång på en katts inre revir utkämpas högljudda kattslagsmål speciellt under parningssäsongen.

När det gäller känslighet för dofter ligger människan långt efter hundars spårningsförmåga. Om man jämför antal luktreceptorer för människans ca 10-12 miljoner celler, så har en vanlig hund ca 1000 miljoner celler och en blodhund upp till 4000 miljoner celler. Detta avspeglar det stora doftlandskap som en hund erfar och den enorma spårkänsligheten hos en blodhund. När det gäller insekter så har forskning i USA angående den lilla svarta getingen "Microplitis Croceipes" tagit vetenskapen till en ny nivå. Normalt sticker denna geting inte människor men använder gadden för att lägga sina ägg i larver som skall utgöra getingslarvens matförråd. Genom att dessa getingar har ett luktsinne i nivå med blodhundar kan de genom träning med betingad reflex användas istället för bombhundar, likhundar eller narkotika hundar. Enligt entomolog Joe Lewis vid University of Georgia tar det bara fem minuter att träna getingarna. De hungriga getingarna får känna lukten av t.ex. en död människokropp samtidigt som de får äta sockervatten i tio sekunder. Efter en minut upprepas proceduren och efter tre träningar förknippar getingen lukten med mat. Getingarna stoppas i en plastbehållare med en fläkt i ena änden kallad "Wasp Hound". Inne i behållaren sitter en webbkamera som övervakar fem getingar och när getingarna känner den utvalda betingade lukten samlas de runt fläkten och därmed pekar ut ett luktmål. Getingarna kan arbeta upp till 48 timmar i sträck. Forskarna tror att getingar eller andra insekter kan användas för sökning av sprängämnen på flygplatser, hitta döda kroppar eller upptäcka sjukdomar i patienters utandningsluft. Vid andra universitet i USA har bin tränats i att leta efter minor.

Smaksinnet

Människans smaksinne är det minst utvecklade sinnet, där man primärt via smaklökarna i tunga och munhåla kan identifiera de fem bassmakerna sött, salt, surt, beskt och umami. Smaken umami är en köttsmak som bl.a. framkallas av aminosyran glutamat som ingår i kött, fisk och lagrad ost. Den totala upplevelsen vid förtäring av mat inbegriper både smak, lukt och känselinformation, där lukten ofta utgör 80-90 % av den unika sammansatta matupplevelsen (flavour). Smakreceptorerna är liksom de olfaktoriska receptorerna för lukt en form av kemo receptorer som är känsliga för ämnen upplösta i saliven. De olika typer av receptorer som ligger inbäddade i smaklökarna med fingerlika utskott kallade mikrovilli kan identifiera de specifika receptormolekylerna för respektive ämnen inbegripna i mat se fig.2.9. Det finns även trådformiga papiller vilka inte innehåller smakreceptorer utan är kopplade till somatosensoriska cortex för detektering av textur, temperatur och konsistens.

Nyare forskning har indikerat att det finns ett 30 tal olika receptorer för smaken beskt som kan ge en sammansatt smakupplevelse. Det finns även en genetisk påverkan när det gäller smaksinnet för beskt där 2/3 av befolkningen känner ämnena 6-n-propylthiouracil (PROP) och fenylthiokarbamid (PTC) som mycket beska medan den övriga 1/3 delen känner väldigt lite av dessa smaker. Då smakcellerna i tungan liksom doftcellerna i näsans epitel utsätts för nötning, i tungans fall beroende av tuggning av maten, byts därför smakcellerna ut var 10:e dag. Smakorganen kallade papiller är små knölformade eller veckade bildningar utspridda på tungan, gommen och i svalget och innehåller smakceller där varje receptorcell är känslig för flera olika smakämnen. En människa har ca 5000–10000 smaklökar utspridda i papillernas ytskikt och varje smaklök innehåller ca 50-70 receptorceller.

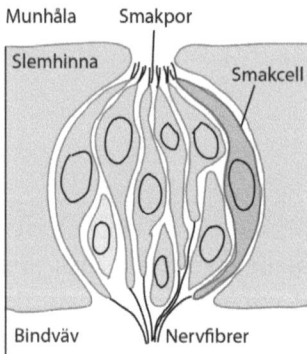

Figur 2.9 Principiell bild smaklök.

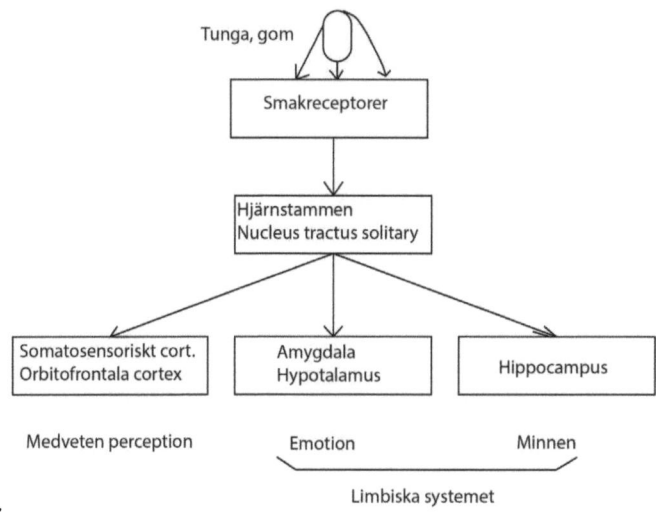

Figur 2.10 Hjärnans smakområden.

Nervsignalerna från tunga och munhåla går via tre olika kraniala nervförbindelser till hjärnan, där främre tungan går via ansiktsnerven, bakre tungan till tung- och sväljnerven medan munhåla går via vagusnerven. Smaksignalerna bearbetas i flera olika centra i hjärnan (se fig. 2.10, 2.11).

Enligt figuren går smaknerverna via två olika neurala vägar dels till limbiska systemet (amygdala, hippocampus och hypotalamus) där emotionella reaktioner avseende maten som aptit, motvilja eller kanske nostalgiska känslor aktiveras och dels via thalamus till hjärnans cortex där olika områden detekterar matens smak och taktila egenskaper och som gör smaksensationen medveten. Den primära vägen för nervsignalerna är först till kärnor i hjärnstammen (nuclens tractus solitarii) därefter till thalamus för vidare befordring till primära smakcentrum (Insula) vidare till somatosensoriska cortex, amygdala, orbitofrontala cortex hippocampus och hypotalamus.

79

I primära smakcentrum sker identifikation av smaken och dess intens-
itet. De första sensationerna från munnen tolkas i primära smakcentrum
med information om textur, temperatur, konsistens och liknande känselin-
formation. Efter ca 200 millisekunder börjar information om smakens
kvalité att bli identifierad. Efter ca 1 sekund är eventuell information om
maten är farlig eller obehaglig att bli extraherad.

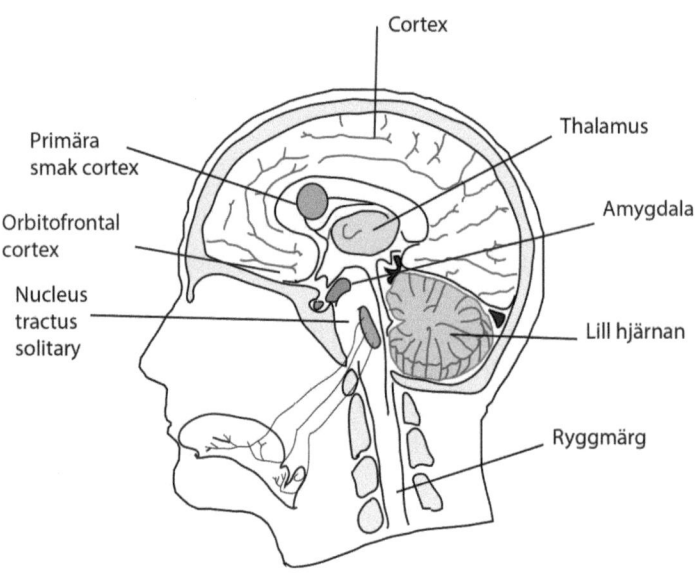

Figur 2.11 Anatomi smaksinne.

I det sekundära smakcentrum i orbitofrontala cortex sker en mer kom-
plex behandling av smakupplevelsen. I orbitofrontala cortex sker en iden-
tifikation av smaken och det sker en sammanställning av de olika intryck-
en angående farlighet, aptitlighet, värme/kyla och identifikations minne,
vilket tillsammans ger en medveten smakupplevelse som ger salivavsön-
dring eller när maten är otjänlig kan utlösa en automatisk spyreflex. Även
perception av kroppens inre status via hormoner, blodets glukosnivå och
hungerkänslor medverkar i orbitofrontala cortex sammanvägda smakup-
plevelse angående matens aptitlighet.

Behandling av smaksignalerna sker på liknande sätt som för övrig perception där man strukturellt sammanför signaler från nervceller med samma funktion eller läge i kroppen. Olika delar av tungan är representerade tillsammans lägesmässigt och receptorerna för t.ex. sött är grupperade tillsammans. Detta innebär att då smakreceptorerna är känsliga för flera grundsmaker får primära smakcentrum nervsignaler med komplexa mönster som ofta ger sammansatta smaker som t.ex. sött-surt eller beskt-sött. Skarpa smaker som chilipeppar ger en het känsla via temperatur receptorer medan mintsmak har en kylande känsla via receptorer för kyla. Intensiteten av en smakupplevelse kodas i smakreceptorerna genom att en ökad frekvens av aktionspotentialer sker via smaknerverna till primärs smakcentrum (Insula).

Utvecklingen av människans smaksinne har utformats för att säkerställa god näringstillförsel och undvika otjänlig föda. Här är några exempel på egenskaper för olika smakupplevelser:

- Sött: Ger värdefulla kalorier.

- Salt: Stödjer vätskebalansen I kroppen.

- Umami: Proteinrik föda.

- Surt: Skämd, dålig eller farlig mat.

- Beskt: Giftig mat.

Liksom för lukten kan man mäta känsligheten när det gäller smaksinnet. Man skiljer mellan detekteringströskel för smak där man känner en svag smakskillnad utan att kunna identifiera ämnet medan identifieringströskeln gäller för identifiering av smaken. I tabell 2.2 ges några koncentrationer av smaker för att nå identifieringströskeln. Man kan se stora skillnader mellan t.ex. söt smak där sackarin är upp till 400 gånger sötare än sackaros. Även känslighet för besk smak är stor.

81

Beskt	Kininsulfat	0,008 μmol/l
Surt	Citronsyra	2,3 μmol/l
Sött	Sackaros	10 μmol/l
	Glukos	80 μmol/l
	Sackarin	0,023 μmol/l
Salt	Natriumklorid	10 μmol/l

Tabell 2.2   Identifieringströskel smak

Vid universitetet i Bristol har engelska forskare upptäckt samband mellan smakupplevelse och depression (se referens 2.4). Patienter som lider av depression har låga halter av serotonin eller noradrenalin vilket ger avtrubbat smaksinne. Forskarna testade friska försökspersoner genom att ge antidepressiva läkemedel som påverkade serotonin eller noradrenalin nivåerna i kroppen, för att se om dessa signalämnen påverkar smakupplevelser.

Först testades försökspersonerna med fyra ämnen med söt, salt, besk och sur smak och därefter fick försökspersonerna antidepressiva läkemedel som ökade serotonin eller noradrenalin halterna i kroppen. Testet utfördes under tre olika betingelser, dels med SSRI preparat som ökar serotonin nivån, delas NARI preparat som påverkar noradrenalinnivån och slutligen placebo. Efter två timmar gjordes smaktesterna om. Resultaten visade att när serotoninhalten ökade kunde försökspersonerna känna söt smak vid en mycket svagare koncentration än tidigare. Effekter för besk smak var mer dramatisk där personerna kunde identifiera smak med mindre än halva koncentrationen än tidigare. För noradrenalin nivåer fick man istället en ökad känslighet för besk och sur smak vid lägre koncentrationer. Smaken för salt påverkades inte alls och placebo hade ingen inverkan på smakupplevelsen.

Forskarna kunde också konstatera att försökspersonerna som var nervösa inför testerna hade en mer negativ inverkan på nivåerna för besk och salt smak. Detta pekar på att en persons stämningsläge (känsla) också har en påverkan på smaksinnet. Som ett resultat av forskningen tror man att tester av smaksinnet i samband med depressiva tillstånd kan hjälpa till med att välja rätt antidepressivt läkemedel. Tidigare har man gett rätt antidepressivt läkemedel till patienter bara i 60-80 % av fallen vilket ofta tar upp till 4 veckor att identifiera. Genom smaktest i samband med depression tror man sig kunna förbättra valet av rätt antidepressivt läkemedel.

När det gäller andra djurarter har man sett att hos vissa däggdjur har receptorerna för söt smak muterat så att de ej är aktiva. Djur som lever på köttdiet har inte behov av söt smakupplevelse så t.ex. vissa hyenaarter och även tamkatter saknar smaklökar för sött. Husdjursägare har säkert konstaterat att tamkatter inte är speciellt intresserade av sötsaker vilket däremot hundar är. Som människor präglas vi av tidigare erfarenheter av mat. Om vi blivit illamående av någon tidigare maträtt så undviker vi att äta den fortsättningsvis. Djurförsök har visat på samma effekt där preparerad mat som gett uppkastningar medför att djuret i fortsättningen helt undviker sådan mat med samma smakupplevelse. Vid försök där man gett en audio ton i samband med preparerad mat har man inte fått samma effekt avseende aversion mot ljudet. Forskarna tror att associationen mellan illamående och smak/lukt spelar en stor roll för överlevnaden för djuren.

Synestesi

Som vi sett vid beskrivning av människans sinnen finns det kopplingar mellan vissa perceptioner som berör samverkande sinnesfunktioner. För synsinnet t.ex. fanns kopplingar till kärnor i cortex för både ljud och känselinformation vilka kunde styra ögonrörelser åt det håll där perceptionen uppstod. På samma sätt är smak upplevelser kopplade både till lukt- och känselperception via orbitofrontala cortex.

En annan mer ovanlig typ av sinnessammankoppling sker hos personer som har en kognitiv förmåga som benämns synestesi. Generellt kan synestesi uppkomma genom interaktion mellan alla de fem sinnena men även associationer av ord och olika begrepp kan förekomma. Forskare i ämnet anger att man kan definiera 60-150 olika typer av kognitiva kopplingar som t.ex. bokstäver har olika färg, musik kan ge färgupplevelser, förnamn kan ge smakupplevelser, ord kan ge doftupplevelser, vissa föremål med viss färg och form kan ge smärtimpulser m.m. Vanligt hos personer med synestesi är att tidsenheter som veckodagars namn och månadernas namn framkallar olika färgupplevelser. Som en person med synestesi uttryckte det: "Jag kommer ihåg folks namnsdagar eftersom jag upplever att dagar och månader har olika färgupplevelser". Synestesi upplevs som en automatisk funktion där det vanligast förekommer färgupplevelser av bokstäver, siffror eller hela ord. Det omvända att en färg ger upplevelse av en bokstav eller siffra är ytterst sällsynt. Man skiljer också på om synestesi förmågan är projicerande det vill säga att bokstävernas färg uppstår via ett vanligt synintryck eller uppstår associativt till bestämda färger i högre kortikala områden.

Synestesi är en relativt ovanlig kognitiv förmåga och olika forskare anger att förmågan finns hos en av 200 personer, medan andra anger siffran en av 20000 personer varav 60-70 % är kvinnor. Vanligast är förmågan att se färg i samband med bokstäver eller siffror vilket benämns färg-grafem typ av synestesi. Motsvarande fenomen när det gäller färgupplevelser av ljud benämns färg-fonem typ synestesi. Andra inblandade egenskaper hos synestesi personer är att de oftare är vänsterhänta, en viss ärftlighet via X-kromosomer, normalt neurologiskt utvecklade och i många fall konstnärligt/artistiskt framstående. Som exempel kan nämnas några kända personer: Franz Liszt (kompositör), Vasilij Kandinsky (målare), Duke Ellington (orkesterledare), Marilyn Monroe (filmstjärna) och Lady Gaga (popartist). Synestesi förmågan kännetecknas av att den är intuitiv, varaktig med t.ex. konstanta färguttryck, kan medföra känsloupplevelse och påverkar minnet. Många personer med kognitiv synestesi förmåga är inte medvetna om att dessa sinnesförmågor är ovanliga utan har från barndomen accepterat sin förmåga som helt naturlig. Ofta blir dessa personer medvetna om denna synestesi förmåga först i vuxen ålder.

Man kan se att hela kedjan av varseblivning, associationer och minne påverkar en person med synestesiförmåga på ett undermedvetet djupare plan. När det gäller t.ex. att minnas en persons namn tillkommer en färg som är associerad med namnet och medverkar till att lättare skapa ett bestående minne då flera sinnen kopplas till i detta fall namnet (t.ex. namnet Karl associeras med färgen blå). Man skiljer mellan två begrepp när det gäller synestesi. Det ena benämns särdragsegenskaper där det är bokstävernas form eller musikklangerna som direkt avgör upplevelsen. I andra fallet som benämns begreppssynestesi finns kognitiva funktioner och inlärning med som begrepp som ger färgupplevelse. Forskningen om synestesi har under senaste tiden fått en renässans då de nya avbildningsteknikerna fMRI, MEG och möjligheter att med magnetisk stimulans (TMS, TDCS) styra synapsernas funktion i cortex medfört nya möjligheter att se hjärnans arbete under inducerade testfall. Liksom vi konstaterat i föregående kapitel att forskarna idag inte helt kunnat förklara människans medvetande, så har forskningen även för synestesi förmågan olika förklaringsmodeller.

Forskaren i psykologi Dr Devin Terhune vid University of Oxford som speciellt intresserat sig för området synestesi anger att 85 % av hans försökspersoner har koppling mellan färger och andra sinnesintryck. Dessa personer har ofta en större förmåga att kunna skilja på olika färgnyanser i likhet med de tidigare beskrivna personerna som har fyra typer av tappar i ögat (tetrakromatiskt).

Terhune redogör i en rapport Current Biology 2011 (se ref. 2.5) för resultat från försök med 6 försökspersoner med synestesi förmåga med färg-grafem i jämförelse med 6 personer med vanlig perception utan synestesi. Avsikten med studien var att utreda om personer med synestesi är speciellt känsliga i primära syn cortex (V1) och se vilken roll det i så fall spelar för synestesi förmågan. Försöken gjordes med två olika metoder dels transkraniell magnetisk stimulans (TMS) och dels med transkraniell likströms stimulans (TDCS). TMS användes för att bestämma retbarhetströskeln i primära syn cortex V1 för att personen skulle kunna uppfatta ljusblixtar (fosfener) i synfältet (mörklagt laboratorium). Testet utförs genom att en magnetspole hålls nära i detta fall syn cortex V1 och magnetiska pulser alstras riktade mot valt centra. Resultatet visade att personerna med synestesi var 3 gånger känsligare för magnetfältet (TMS) än personer utan synestesiförmåga. En jämförelse gjordes där TMS pulserna riktades mot motorcortex och gränsvärdet för att få en muskel i ett finger att röra sig mättes. I detta fall sågs ingen skillnad mellan grupperna. Försöket visade att den visuella arean i cortex V1 har mycket högre sensibilitet hos de med synestesi än för de i kontrollgruppen.

Den andra metoden var att använda TDCS för att se om förmågan till synestesi kan modelleras genom denna påverkan av de neurala synapserna i primära syn cortex V1. Metoden påverkar neuronernas tröskelnivå för aktivering så att när elektroden placerad vid syncentrum är katod reduceras stimulering av neuroner och när den är anod ges ökad stimulering av neuroner. Ett tredje moment var att även ge en placebobehandling utan ström som kontrollfunktion. Försökspersonerna utförde samtidigt tester med olika siffer-färg kombinationer och ett Stroop test som därefter utvärderades. Experimentet visade att förmågan till synestesi påverkades till att öka respektive minska i takt med att syn cortex V1 aktiverades via TDCS som anod respektive katod. Denna forskning visar på att en högre neural känslighet i primära syn cortex V1 har effekt på förmågan till synestesi.

En annan forskare som intresserat sig för synestesi är Dr David Brang vid University of California vilken studerat olika aspekter av ärftlighet, neurala nätverk m.m. avseende färg-grafem typ av synestesi. Brang konstaterar att personer med synestesi förmåga ofta har fler förbindelser och mer grå hjärnsubstans mellan de sinnesområden där synestesi associationer förekommer. Man kan numera kartlägga neuronernas axoner (vit hjärnsubstans) med tekniken "Diffusion Tensor Imaging" (DTI) som visar neuronernas kopplingar via de neurala nätverken. Forskaren Brang har givit ut ett antal forskningsrapporter angående synestesi forskning. I en rapport från 2010 utgiven i Neuroimage 53 (se ref. 2.6) redogörs för en studie där man undersökt om det finns någon koppling mellan syn cortex V4 vilken är inbladad i färgupplevelse och temporala arean för grafem, Posterior Temporal Grafem Area (PTGA). För att kunna få en uppfattning av hur synestesiupplevelsen av färg uppstår användes tekniken med högupplöst MEG, där man via mätning av hjärnans egna magnetfält kan få noggrann tidsupplösning av de intressanta neuronsignalerna. Studien avsåg att avgöra vilken av två teorier angående synestesi som gäller. Den ena teorin hävdar att synestesi uppstår i en direkt koppling mellan de två hjärnområden V1 respektive PTGA, medan den andra teorin hävdar att feedback kopplingar i synbanan som normalt skulle vara inhiberade är inblandade. Mätningarna visade ingen skillnad mellan de 4 personerna med synestesi och de 4 kontrollpersonerna utan synestesi förmåga när det gällde aktivering av området PTGA i arean för grafem identifikation. I syn cortex V4 arean däremot mättes en signifikant skillnad i aktivering mellan grupperna. Denna aktivering skedde nästan direkt (5 ms.) efter aktivering i PTGA. Resultatet av studien visade att teorin med direkt koppling mellan syn cortex V4 och PTGA arean för grafem är den troliga för personerna med synestesi. Forskarna summerar resultatet att som första grupp demonstrera den samtidiga processen av färg-grafem synestesi i V4 och PTGA. Detta styrker teorin om direkta kopplingar mellan associerade områden vid synestesi. Forskarna skriver också att nästa steg i forskningen borde undersöka de personer med synestesi som får färgupplevelser även vid tänkta siffror eller bokstäver. Även synestesi med andra kombinationer av sinnen kräver ytterligare forskning.

Sammanfattningsvis kan man säga att forskning angående synestesi har flera olika teorier avseende hur fenomenet uppstår.

- Synestesi uppstår genom fler förbindelser mellan inblandade sinnesområden och mer grå hjärnsubstans.

- Teorier om att en synestesi person hjärna skulle vara mer lik ett barns hjärna innan födseln där dessa banor inte är färdigutvecklade.

- Nya kopplingar har skapats mellan områden i hjärnan som normalt är avdelade.

- Synestesi har en ärftlig komponent beroende av X kromosomer, majoritet kvinnor.

Det kan nämnas några fall där synestesi har gett mycket ovanliga förmågor. Minneskonstnären Daniel Tammert som har synestesi förmåga har visat sig kunna redogöra för 22514 siffror för talet PI. Ytterligare ett intressant fall av synestesi har undersökts av professor Megan Steven vid Dartmouth collage i England. I detta fall var försökspersonen blind sedan 10 år på grund av degeneration av ögats retina. Personen hade därförinnan haft normal färgsyn. Personen John Fullwood har idag synestesi upplevelser om man verbalt nämner veckodagar eller månader. Veckodagar ses utefter en oval linje med nuvarande och följande veckas dagar med distinkta färger för varje veckodag. Undersökning i fMRI utrustning visar aktivitet i syn cortex V1 och V4 när man nämner t.ex. en veckodag. Detta visar att samma områden som behandlar normal syn och färgupplevelse aktiveras när ord för veckodagar behandlas i auditiva centra i cortex.

Savant syndrom

I samband med detta kapitels rubrik supersinnen kan de exceptionella minneskunskaperna och konstnärliga förmågor nämnas som uppvisas av personer med så kallat Savant syndrom. Trots att dessa personer lider av olika grava utvecklingsstörningar avseende autism och svårigheter att klara normala vardagsbestyr kan dessa personer utveckla osedvanliga geniala talanger. Redan i slutet av 1800 talet beskrevs patienter med då kallat "idiot Savant" av den engelske läkaren John Langon Down som bl.a. är känd för upptäckten av sjukdomen Downs syndrom. Han beskrev bl.a. patienter som kunde citera en hel bok redan efter att bara läst boken en gång och en tolvårig pojke som kunde multiplicera tresiffriga tal snabbare än de kunde skrivas på papper. När det gäller förekomsten av Savanter har forskning visat att ca 1 av 1000 mentalt retarderade är Savant, varav ca 10 % har autism, de har ofta IQ lägre än 70 och ca 6 gånger fler män än kvinnor är Savanter. Av Savanter har cirka 50 – 100 personer i världen exceptionella färdigheter och benämns därför" mirakel Savanter". Trots sina handikapp uppvisar dessa personer excellenta förmågor inom musik, konst, matematik, kalenderberäkningar och superminne.

En känd så kallad mirakel Savant är den framlidne amerikanen Kim Peek. Han blev världskänd via att varit en av förebilderna till filmen "Rain Man" vilken författatas av Barry Morrow som bl.a. hade kontakt med Kim under manusarbetet. Skådespelaren Dustin Hoffman fick en Oscar för bästa manliga huvudroll och tackade Kim i sitt tacktal för all support under rollgestaltningen. Kim Peek hade en ovanligt stor hjärna men MRI undersökningar visade att han saknade hjärnbalken mellan vänster och höger hjärnhalva och lillhjärnan var missbildad. Kim hade svårigheter med de vardagliga sysslorna och lärde sig först att gå vid 4 års ålder. Redan tidigt lärde sig Kim att läsa och memorera böcker och vid 6 års ålder hade Kim redan memorerat de 8 första volymerna av familjens encyklopedi utantill. Senare i livet anger olika källor att Kim kunde återge 7600-9000 böcker utantill och bland dessa böcker ingick bibeln och Shakespeares samlade verk. Kim hade en förmåga att direkt överföra minnen från korttidsminnet till långtidsminnet och kunde läsa två sidor i en bok samtidigt med var öga på respektive boksida. Som många andra personer med Savant syndrom var däremot förmågan att förstå ordspråk, metaforer och abstrakta begrepp underutvecklad. Förutom detta var Kim en stor "kalenderbitare" som kunde USA:s alla postnummer, riktnummer, geografiska fakta, historiska fakta och kunde blixtsnabbt räkna ut vilken veckodag ett visst datum hade.

Andra kända mirakel Savanter är bl.a. Daniel Tammet en engelsman med unik förmåga att multiplicera stora tal blixtsnabbt, ange om ett mångsiffrigt tal är ett primtal och som 2004 vid en välgörenhetsgala satte europarekord i att läsa upp 22514 decimaler av talet PI ur minnet. Tammet har medverkat i två böcker "Embracing the wide sky" och memoarerna "Born on a Blue Day". Tammet som är en autistisk Savant kan ganska noggrant beskriva hur han uppfattar perception i samband med kalenderberäkningar, vilket annars Savanter ofta har svårt att uttrycka. Tammet beskriver hur han upplever abstrakt information som t.ex. siffror på ett visuellt dynamiskt sätt. Han upplever siffror och ord med inslag av synestesi så att de har olika former, färger och texturer m.m. Detta ger en djupare dimension och hjälper till att minnas långa sekvenser som t.ex. 22514 decimaler av PI. Vid operationer som summering eller att bestämma om ett tal är primtal upplever Tammet att siffrorna bildar komplicerade flerdimensionella mönster som blixtsnabbt ger svaren. Även när det gäller språk ser han kluster i en mental arkitektur där varje vokabulär har en speciell plats för varje språk. Tammet kan tala 8 olika språk varav han lärde sig Isländska på 7 dagar.

Enäggstvillingarna George och Charles, Savanter beskrivna av neurologen Oliver Sack i boken "Mannen som förväxlade sin hustru med en hatt". Trots att de knappt kunde lägga ihop 2 och 2 kunde de blixtsnabbt ange exakt veckodag för vilket datum som helst inom 80000 år. De kunde också ganska exakt ange t.ex. antalet tändstickor som hälldes ur en ask på golvet genom en snabb blick. Även uträkning av mångsiffriga primtal utfördes snabbt. Även inom konsten finns t.ex. den engelske mirakel Savanten Stephen Wiltshine som visat en förmåga att memorera och därefter kunna teckna detaljerade bilder av arkitektur och städer. I samband med ett TV program fick Stephen göra en kort helikoptertur över London och Tokyo och kunde därefter teckna otroligt detaljerade bilder över dessa städer ur minnet.

Forskning avseende hjärnans funktion hos Savanter kan ge ökad förståelse av hjärnans inre arbete med betoning på vänster och höger hjärnhalvas olika funktion. En teori angående Savantens förmåga att komma ihåg detaljer hävdar att den normala förmågan att filtrera ut detaljer ur de inkommande sinnesintrycken inte fungerar utan all detaljinformation sparas. Eventuellt kan det icke-deklarativa minnet (procedurminnet), vilket normalt användes för inlärning av procedurer som cykling, hos Savanter användas för automatisk lagring av minnesintryck. En förmåga hos Savanter att t.ex. snabbt räkna ut vilken veckodag ett visst datum har, verkar ske instinktivt utan att tänka och på ett liknande sätt som den omedvetna konsten att cykla med hjälp av procedurminnet. Några forskare vid University of Oklahoma testade förmågan för en normalperson att lära sig metoderna för kalenderberäkning. I metoden ingick att kunna en 9 sidor lång tabell utantill. Försökspersonen Benj Langdon övade en längre tid och blev ganska bra på att kalkylera veckodag men var långt ifrån lika snabb som de tidigare beskrivna tvillingarna George och Charles. Men efter ett tag upptäckte han att snabbheten ökade dramatiskt. Hans hjärna hade gjort ett genombrott och kunde göra beräkningarna utan att medvetet gå igenom beräkningsstegen ett efter ett. Forskarna tror att beräkningarna programmerats in i höger hjärnhalva och därmed blivit parallella, omedvetna och snabba.

Ett återkommande fenomen hos Savanter är att den vänstra hjärnhalvan har medfödda missbildningar eller har skadats i någon olycka. Hos de flesta 90 % av befolkningen är vänster hjärnhalva dominerande när det gäller abstrakt tänkande och medvetande. Vänster hjärnhalvas tinninglober är därför del i det filter som sorterar sinnesintrycken och väljer ut den relevanta informationen. Detta och hjärnans plasticitet ligger nog bakom att personer med Savant syndrom i större utsträckning använder den högra detaljfokuserande hjärnhalvan. Detta förhållande stärks av att friska personer som genom en olycka fått skador i vänster tinninglob plötsligt kan få Savant förmåga inom nya tidigare inte använda kunskapsområden. Vissa forskare menar att övervikten av manliga Savanter kan bero på medfödda fosterskador i vänster hjärnhalva. Detta skulle bero på att fostret utsatts för höga testosteronhalter under graviditeten vilket vänster hjärnhalva är mer känslig för då den utvecklas långsammare. När det gäller förvärvad Savant syndrom från en skada kan nämnas Orlando Serell en 10 årig pojke som i samband med baseboll spel fick bollen med kraft i vänster tinninglob och slogs till marken. Han kunde resa sig efter en stund och spela vidare. Orlando upplevde att han fått en ny förmåga att i detalj minnas händelser. Om man nämnde ett visst datum kunde han säga vilken veckodag som gällde, vad som hände under denna dag och vilket vädret hade varit. Detta visar att Savant förmågan oftast sammanhänger med skador i vänster tinninglob och kan uppstå spontant i samband med en skada.

En forskare som tagit upp denna fråga är professor Allan Snyder vid University of Sydney i Australien. Snyder ställer hypotetiskt frågan om man kan frammana Savantförmåga hos vanliga personer genom att störa ut vänster hjärnhalvas tinninglob. Genom att i försök inhibera vänster hjärnhalvas tinninglob med hjälp av repetitiv transkraniell magnetisk stimulans (rTMS) testas om försökspersonens Savantegenskaper kan framkallas. Genom att rikta en spole nära tinningloben på västersida av huvudet och repetitivt skicka magnetiska pulser med rTMS utrustningen kan man tillfälligt inhibera denna hjärnareas funktioner. I ett av försöken fick 4 av 11 deltagare ett mer detaljerat sätt att rita efter stimuleringen. Även förmågan till felfri korrekturläsning förbättrades. Kontroller efter någon timma visade att förmågan kvarstod kortvarigt. Snyder menar att försöken stödjer hypotesen att man kan aktivera Savantförmåga i höger hjärnhalva genom att med rTMS tekniken undertrycka vänster tinninglob och därmed minska den vanliga filtreringen av perceptionen i vänstersidan av hjärnan. Dessa försök är i ett tidigt skede där tekniken för rTMS behöver förfinas för att mer exakt styra de inhiberande magnetfälten.

Professor Snyder är också involverad i försök med Transcranial Direct Current Stimulation, TDCS (Transkraniell likströms stimulering) för att se om man kan påverka kreativiteten när det gäller att lösa problem där någon form av ny insikt krävs. Problemen utformades som ett logiskt matematiskt uttryck där ett likhetstecken i mitten skulle visa två likvärda uttryck. Siffrorna var romerska siffror utlagda med tändstickor och i uppgiften ingick att man skulle flytta en tändsticka för att uttrycket skulle bli korrekt. Uppgiften krävde att man behöver tänka "utanför boxen" för att hitta den korrekta lösningen. Försöket utfördes under tre olika förutsättningar: dels en placebo behandling där ingen ström TDCS gavs, dels en behandling där vänster tinninglob hade katod ansluten och höger tinninglob hade anod ansluten och slutligen där anod var ansluten till vänster tinninglob och katod till höger tinninglob. Avsikten med TDCS behandlingen är att den sida med katod ansluten hämmar neuronernas aktiveringspotential medan anoden stimulerar neuronernas aktiveringspotential. Försöket genomfördes med 60 friska försökspersoner vid University of Sydney (se ref. 2.7). Aktiveringen gavs med likströmmen 1,6 mA under 10 minuter med en upptrappning respektive ned trappning under 30 sekunder. Vid jämförelse av lösningsfrekvens för det svårare problemet kunde bara 20 % av försökspersonerna lösa det när placebobehandlingen pågick medan 60 % klarade att lösa problemet vid behandlingen med katod på vänster sida och anod på höger sida av tinningloben. Det andra fallet gav samma effekt som placebo. Man såg även att personerna snabbare hittade lösningen på uppgiften. Professor Snyder anser att detta försök visar på hypotesen att vänster tinninglob har en effekt som kan hämma nya insikter vid kreativ problemlöning. Detta troligen då en filtrering gentemot tidigare sparade metoder kan hämma nytänkande. Medan höger tinninglob är associerad med innovativt tänkande och identifiering av nya inte tidigare identifierade mönster. Forskarna föreslår ytterligare försök för att klarlägga vilka mekanismer som ligger bakom dessa effekter.

I djurvärlden finns det ytterligare "supersinnen" som ger utökad förmåga till att orientera sig och känna av bytesdjur. Brevduvor har t.ex. förmåga att känna jordens magnetfält vilket via deras nervsystem hjälper till att navigera hem till boet även långväga ifrån. Poltärnan som flyger 2000 mil mellan Arktis och Antarktis navigerar med hjälp av det polariserade ljuset från solen som alstrars från partiklar i atmosfären. Djur som möss, katter och sälar har mycket känsliga morrhår där t.ex. en mus känner av minsta lilla luftströmning. Hajar har elektriska känselceller i nosen som kan känna av de små impulserna från bytesfiskarnas muskelrörelser. Ett sätt för människan att få "supersinnen" är med hjälp av olika tekniska innovationer. Vi kan t.ex. se i nästan totalt mörker med speciella IR-glasögon som används i militära sammanhang. När det gäller valarnas sång i det ohörbara området under 10 Hz kan man med mikrofon och förstärkare transformera ljudet till det hörbara området för oss människor. Även delfinernas ultraljud läten kan på samma sätt transponeras till det hörbara området.

I detta kapitel har en kartläggning av människans olika sinnesorgan gjorts för att visa på de gränser vår perception verkar inom. Den stora mängd information, ca 11 Mbit/sekund, som ständigt bombaderar oss kan vårt medvetande inte hantera. Därför sker parallellbearbetning av de olika sinnenas signaler i olika delar av cortex och sammanställs till ca 40 bit/sekund som vårt medvetande kan hantera. Evolutionen har skapat automatisk omedveten bearbetning av farliga situationer genom bl.a. amygdalas behandling av inkommande signaler, vilken utvärderar en eventuell hotbild och i så fall aktiverar kroppens försvarsmekanismer. I de följande kapitlen visas på hur vi påverkas av kroppsspråk, intuition och via omedveten perception agerar i den "Omedvetna Zonen".

93

Kapitel 3 Kan en hjärna hackas?

Tankeläsning

I detta kapitel ställs frågan om man kan skapa utrustningar för att kunna läsa tankar, styra beteende eller direkt överföra information mellan uppkopplade hjärnor. När man granskar pågående forskning finns det många resultat som pekar i denna riktning. I det följande beskrivs ett antal forskningsprojekt där man med nya metoder har kunnat identifiera hjärnans sätt att arbeta och med datorhjälpmedel även kunnat identifiera tankemönster.

I förlängningen av dessa resultat finns olika sätt att kunna påverka en hjärna på ett omedvetet plan bl.a. med hjälp av luktsinnet, undersöka brottslingar med avancerade lögndetektorer eller kunna undersöka innehållet i drömmar. De olika sinnena som syn, hörsel och känsel har utpekade areor i cortex där primära indata tas emot (se fig. 2.2). Kartläggning har också skett om var respektive neuroner för enskilda nervsignaler finns representerade. Kartor för syn (retinotopic), hörsel (tonotopic) och känsel (somatotopic) har tagits fram. Denna information kan användas för analys av fMRI-signaler där ett urval av intressanta hjärnområden kan studeras.

Bildtolkning via visuella cortex

Det pågår en intensiv forskning angående möjligheterna att kunna detektera hur hjärnan hanterar bilder i visuella hjärnbarken. Man utnyttjar fMRI metoder för kartläggning av involverade areor i cortex. Ett av motiven till denna forskning är att den visuella perceptionen troligen återspeglar hjärnans allmänna arbetssätt. Som vi sett i kapitel 2 är hjärnans bearbetning av synintryck komplicerad med bearbetning av indata i många olika parallella centra (V1...V8). Med hjälp av fMRI kan man få en detaljerad bild av denna hjärnans aktivitet med bra spatial upplösning. Man benämner de minsta delarna i dessa fMRI-bilder för voxel och de har en upplösning ned till cirka 1x1x1 mm. I tidiga försök med fMRI teknik användes enkla bilder som kors, triangel eller linjer för att kartlägga vilka områden i visuella cortex som aktiveras vid bildtolkning. Dessa försök var relativt begränsade då man i en mindre mängd bilder kunde identifiera den bild som försökspersonen tittade på. I dessa fall hade man tidigare lagrat fMRI-information om samtliga bilder för jämförelsen.

Professor Jack Gallant verksam vid University of California, Berkeley, har senare utfört ett antal studier för att kartlägga hur hjärnan bearbetar synintryck. En av tankarna bakom studierna var att utreda om man kan bygga upp ett bibliotek med mönsterigenkänning av visuella bilder som kan uttolkas via en datoralgoritm. Metoden bygger på att man observerar alla visuella områden i cortex samtidigt med fMRI och via datoralgoritmer katalogiserar bildernas hela komplexa mönster (multivariate pattern analysis, MVPA).

Gallant har i en artikel i Neuron (ref. 3.1), rapporterat om ett forskningsprojekt där man med fMRI undersökt tre försökspersoner som betraktade ett antal svart/vita fotografier. Man undersökte speciellt tre områden i visuella cortex (V1, V2, V3), (V3A, V3B, V4, LO) och anterior occipital cortex (AOC), se figur 2.4. Försöket var upplagt så att personerna först fick se 1750 olika svart/vita fotografier där fMRI bilder lagrades för varje fotografi. Därefter visades 120 helt nya fotografier där nya fMRI bilder lagrades, varefter en analys gjordes med olika datoralgoritmer för att kunna återskapa fotografiet och klassificera innehållet i de 120 fotografierna.

Målsättningen med forskningen var att ta fram en självlärande datoralgoritm som kan klassificera ett vanligt fotografi utgående från dess olika parametrar. Vanliga fotografier har en komplex statistisk struktur och ett rikt semantiskt innehåll. Denna uppgift är mycket mer avancerad än att som i tidigare försök identifiera kända mönster i en bild. För att kunna skapa en sannolikhetsmodell där varje voxel i en bild inkodas av en datoralgoritm används fMRI-data från de 1750 testbilderna som en databas för inkodning av datormodellens parametrar. Analysen av bildinnehållet inbegriper två steg där man först inkodar strukturella data från de tidiga visuella områdena (V1, V2, V3). Därefter inkodas det semantiska innehållet från de högre visuella områdena. I modellen för inkodning av semantiska variabler ingår att man definierat 23 olika semantiska egenskaper för en bild. De semantiska kategorierna är valda speciellt för att ge entydiga klassificeringsregler. Exempel på de valda kategorierna är: folkträngsel, porträtt, personer, vatten, land, fåglar … inomhus, utomhus o.s.v. Den semantiska modellen ger tre utdata angående den behandlade bilden: liknar kategori, liknar inte kategori eller har ingen betydelse. I en sannolikhetsalgoritm görs sedan en total behandling av samtliga data vilket utmynnar i en sannolikhetsberäkning för aktuell bild som kan jämföras mot tidigare bilder i databasen. Kombinationen av strukturella data och semantiska data i denna datormodell ger ett mycket bättre resultat än tidigare använda modeller. Forskarna utförde också rekonstruktionsförsök av de 120 bilderna, där jämförelse gjordes mot en bilddatabas på 6 miljoner bilder från internet. Man kan naturligtvis inte återskapa exakta kopior av originalbilden från fMRI-data, men resultatet visade stor överenstämmelse med det strukturella och semantiska bildinnehållet för de utvalda bilderna.

Forskningsgruppen runt Jack Gallant har tagit ytterligare ett steg där man gjort algoritmer för att kunna inkoda och rekonstruera rörliga bilder. I en rapport i Current Biology 21, 2011 (se ref. 3.2) visas en metod att filtrera rörlig information från fMRI signaler när en försöksperson tittar på korta videosekvenser. Modellen byggs runt analys av fMRI data i de primära visuella områdena V1,V2 och V3. Försöken genomfördes med tre försökspersoner som fick se videoklipp hämtade från You Tube på internet. I dessa fall görs en individuell anpassning av algoritmerna för varje försöksperson. För insamling av testdata till datormodellen utfördes fMRI skanning av försökspersonerna i 12 pass med 10 minuters videovisning åt gången. Filmsekvenserna innehöll 10-20 sekunders sekvenser slumpmässigt utvalda och varje film visades en gång. Dessa fMRI data användes för att bygga upp datormodellen för inkodning av algoritmernas parametrar. I dessa algoritmer utförs ett flertal filtreringar för att fånga rörelseenergin och det dynamiska blodflödet i varje voxel.

Resultatet från dessa försök har visat att man förvånansvärt bra kan återskapa mycket av en films dynamik från fMRI data. När försökspersonerna har fått se nya filmsekvenser som upprepats 9 gånger med 10 minuter varje gång, så har man kunnat återskapa filmsekvenser ur inspelade fMRI data. T.ex. i ett filmklipp som utvärderades visades en elefant gående i ett ökenlandskap och rekonstruktionen återgav en Dumboliknande formation vandrande över bildskärmen. De rekonstruerade videosekvenserna kan med nuvarande teknik bara visa generella rörelser, form och färg för objekt men saknar finare detaljer och ansiktsuttryck. Gallant ser en potential att med nya indata från utrustningar med t.ex. bättre upplösning i fMRI bilder kunna förbättra detaljeringsgraden i rekonstruktion av videosekvenserna.

Dessa forskningsresultat är ju endast användbara för forskning angående hur hjärnans visuella cortex arbetar och kartläggning av den visuella perceptionen vid direkt visuell information via ögonen. Användning av dessa forskningsrön kan beröra många neurologiska sjukdomstillstånd där man kan kartlägga t.ex. synstörningar, kognitiva funktionshinder, strokeskador eller hallucinationer. En annan aspekt av denna forskning är att vissa av dessa areor i visuella cortex också är inblandade vid drömmar och återupplevande av visuella minnen. Även inom dessa områden pågår en omfattande forskning.

Forskning angående visuella cortex i samband med drömmar pågår bl.a. hos ATR Computational Neuroscience i Kyoto Japan. Forskarna under ledning av Yukiyasu Kamitani har genomfört en studie där man undersökt tre försökspersoner med fMRI och EEG registreringar av visuella cortex under sömn. När man via EEG registreringar upptäckt drömtillstånd i den tidiga insomningsfasen väcks personen och får ge en rapport angående dröminnehållet. Totalt har varje person registrerats ca 200 gånger under ett antal dagar. Forskarna identifierade de 20 vanligaste objekten som ingått i drömbeskrivningarna.

För att kunna identifiera drömmarnas innehåll i fMRI bilderna gjordes registreringar med fMRI där ett antal videoklipp med relevant innehåll visades. Dessa indata matades in i en dataralgoritm för parametersättning av en dekoder för varje försöksperson. Resultatet visade att man via analys av fMRI data från ca 10 sekunder innan uppvaknandet kunde ange enkla samband som en bil, en person etc. med 75-80 % säkerhet.

Forskningen visar att de högre kortikala områdena i visuella cortex har liknande representation under drömmar som vid visuell information via ögonen. Detta pekar på att även visuella fantasier finns representerade i dessa områden. Det pekar också på att drömmarna i dessa fall genereras i korttidsminnet då överensstämmelse med analysresultat finns inom max ca 10 sekunder före uppvaknandet. Forskarna inriktar fortsatta studier emot att undersöka fMRI registreringar under REM sömn vilket kräver längre försökstider då REM sömn normalt kräver minst 45 minuters sömn.

Avkodning av hippocampus och prefrontala loben

Ett annat område för forskning med fMRI är en studie av hjärnans hippocampusområde angående minneslagring av platsinformation. Nobelpriset i medicin 2014 delades mellan forskarna John O´Keefe från England och makarna Moser från Norge för upptäckten av "platsceller" i hippocampus. Nobelpristagarna har upptäckt ett positioneringssystem, en "inre GPS" i hjärnan som gör det möjligt att orientera sig i rummet. När en råtta befann sig på en viss plats i ett rum aktiverades alltid vissa nervceller i den del av hjärnan som kallas hippocampus. Andra nervceller i hippocampus aktiverades vid andra platser i rummet. O´Keefe drog slutsatsen att dessa "platsceller" i hjärnan bildar en slags inre karta av rummet. Hippocampus är inblandad i flera uppgifter som att navigera i vår omgivning, lagra och återkalla minnen och vid föreställningar om framtida händelser.

Ett forskarlag under ledning av Demis Hassabis vid University College London har undersökt försökspersoner med fMRI som testats i en virtuell datoranimerad rumslig omgivning (se ref. 3.4). Datormiljön formades av ett blått respektive grönt rum med fyra distinkta observationspunkter i varje rum. Några enkla objekt som dörr, stol, tavla och en klocka fanns i varje rum för att underlätta orienteringen. Testet gjordes i två steg där först fMRI data samlades in under försökspersonens vandring i rummen med stopp vid de 8 observationspunkterna. Dessa fMRI data användes för att styra parametrar i en algoritm för analys av fMRI data. Resultatet visade att man sedan kunde prediktera vilken observationspunkt försökspersonen står framför. I datormodellen ger fMRI data från hippocampusområdet data för observationsplatsen medan data från hippocampus gyrus pekar ut i vilket rum (blå eller grön) personen står i. Denna typ av information skulle i en framtid kunna visa om en misstänkt person för ett visst brott har minnesfragment från brottsplatsen.

Forskning angående beslutsfattande i de prefrontala loberna har genomförts under ledning av professor John-Dylan Haynes vid Max Planck institutet i Leipzig. En studie med 3 manliga och 5 kvinnliga deltagare gjordes för att utröna om man via fMRI kan registrera intentioner (val) mellan olika alternativ från mediala prefrontala loberna (se ref. 3.5). Försöket utfördes genom att försökspersonen instruerades att ta ett beslut om att antingen subtrahera eller addera två tal efter ett kommandoord på bildskärmen. Efter en väntetid mellan 2,7 till 10,8 sekunder presenterades två tal på bildskärmen som personen utförde den valda operationen med. Efter ytterligare 2 sekunder visades 4 siffror på skärmen, varav 2 var korrekta siffror för addition respektive subtraktion. De övriga två siffrorna var felaktiga slumptal. Försökspersonen valde det tal som motsvarade den utförda operationen genom att trycka på 4 olika knappar. Först gjordes ett antal försök för att hitta lämpliga parametrar till datormodellens algoritmer. Därefter utfördes försök att med hjälp av datormodellen prediktera utfallet i ett antal nya försök. Resultatet visade att man i 75 % av försöken kunde förutsäga utfallet vilket är signifikant bättre än slumpen. Forskarna anser att det är ett första steg i att kunna identifiera tankar ur fMRI data. Nästa steg i forskningen är att se om man kan känna igen intentioner i fMRI data redan innan en person blir medveten om sitt beslut (undermedvetet).

En annan intressant forskning med användning av fMRI har utförts av forskaren Adrian Owen då vid University of Cambridge, UK. Owen testade redan 1997 en 26 årig kvinnlig patient som via en virusinfektion i hjärnan hamnat i koma. Den kvinnliga patienten blev efter att virusinfektionen läkt ut kvar i ett vegetativt tillstånd. Dessa patienter i vegetativt tillstånd har ofta kommit ur ett tillstånd av koma och hamnat i ett tillstånd där de uttrycker vaga sinnesrörelser utan att visa någon medvetenhet om omgivningen. Owen hade tidigare hos friska försökspersoner erfarenhet av att ett område i hjärnan kallad "fusiform face area (FFA)" aktiveras när man ser ett bekant ansikte. Owen testade patienten med fMRI och kunde se att FFA området aktiverades starkt när patienten såg foto på ett bekant ansikte. Den kvinnliga patienten visade sig ha kvar signifikant hjärnfunktion och kunde efter rehabilitering åter få ett aktivt liv men då i rullstol. Denna patient kunde senare skriva en bok om upplevelserna och kunde uttrycka den frustration hon kände under den tid hon antogs vara omedveten under diagnosen vegetativt tillstånd.

Owen publicerade 2006 en artikel i Science 313 angående en 23 årig kvinna som hamnat i vegetativt tillstånd vid en bilolycka. I detta fall valdes en annan metod där patienten gav två olika responser för svarsalternativen Ja eller Nej. Hon uppmanades att föreställa sig spela tennis för alternativet Ja, vilket hos friska personer aktiverar "supplementära motor area" i hjärnan. Medan hon för Nej alternativet skulle tänka på att vandra runt i sitt hem, vilket hos friska personer aktiverar hippocampala gyrus i inre delen av hjärnan. Patienten som hade varit i vegetativt tillstånd i 5 månader efter olyckan visade liknande respons i hjärnan som friska personer när relevanta Ja eller Nej frågor ställdes till henne. Artikeln väckte enorm uppmärksamhet där två uppfattningar framkom. Dels ansåg vissa neurologer att fenomenet härstammade från omedvetna reaktioner i hjärnan medan andra såg en framtida potential för rehabilitering av dessa patienter. Se ref.3.6 för en utförlig rapport om denna forskning avseende vegetativa tillstånd.

Owen fick erbjudande att starta en fortsatt utveckling av metoden vid University of Western Ontario i Canada. Han har där fortsatt utveckling av mätmetoderna med framtagning av en portabel EEG utrustning för att kunna behandla patienter i deras hemmiljö. Denna utrustning är betydligt billigare och kan detektera t.ex. att ett Ja representeras av en hand/finger rörelse medan ett Nej via rörelse av tårna. Denna forskning kan innebära en revolution i behandling och rehabilitering av patienter i vegetativt tillstånd.

Metoden electrocorteography (ECoG)

Det bedrivs även forskning med metoder att operera in elektroder direkt i hjärnan. En metod som benämns electrocorteography (ECoG) innebär att operera in en matris av elektroder under skallbenet på ytan av hjärnans cortex. Denna forskning bedrivs bl.a. på New York State Department of health's Wadesworth Centre i Albany av forskaren Gerwin Schalk. Genom att man kommer under skallben och hud får man mycket bättre signalkvalité från neuronernas elektriska aktivitet. Forskning sker i samband med kirurgisk behandling av patienter med svåra epileptiska anfall där skallbenet öppnas för lokalisering och borttagning av vävnad involverad i anfallen. Genom att ansluta den inopererade elektrodmatrisen till en datorutrustning kan man i detalj registrera de signalmönster som uppstår vid olika tankeaktiviteter. Genom utvärdering i lärande programvara kan man identifiera mönster i EEG signalerna som kan användas för t.ex. styrning av en protes. Schalk visar i en video hur en patient kan manövrera en virtuell hand på en bildskärm genom att bara tänka på att röra sina händer. Metoden skulle kunna vara användbar t.ex. för patienter som är paralyserade på grund av ryggmärgsskada (se ref. 3.7).

Metoden är användbar för detektering av nervsignaler i ett stort antal centra i hjärnan. Man har i en studie undersökt hur hjärnan genererar tal då man antingen talar högt eller när man upprepar ett ord för sig själv. En förvånande upptäckt är en stor skillnad mellan högt tal och tänkta ord. Vid normalt tal genererar hjärnan två signaler. Den ena signalen hanterar hur musklerna och munhålan skall röra sig. Medan den andra signalen aktiverar hjärnans hörsel cortex. När personen endast tänker på ett ord genereras ingen muskelsignal men aktiverar hörsel cortex. Man kan likna detta vid att lyssna till sitt eget tänkta tal. Detta kan vara en väg att i en framtid kunna dekoda en persons tankar. Denna metod att direkt i hjärnan kunna nå olika centra i cortex kan ge mycket detaljerad kunskap om mekanismerna i hjärnans styrning.

Ett annat exempel på denna ECoG forskning i Albany har genomförts under ledning av Peter Brunner (se ref. 3.8). 7 patienter skannades via EEG utrustning när de läste högt från ett antal olika texter för att lagra ett bibliotek över hjärnaktiviteten i auditiva cortex (främst i temporala loben). Genom att signalbehandla gamma aktiviteten i hjärnvågorna kunde man skapa modeller för de använda fonemen och med lärande algoritmer skapa ett bibliotek. När försökspersonerna därefter tyst tänkte på motsvarande meningar kunde man i datorprogrammet återskapa dessa meningar via EEG signalen och skriva ut dem på en skrivare. Idag kräver detta att elektroderna ligger inlagda på cortex yta under skallbenet. Men i en framtid kanske man kan använda yttre elektroder för EEG registreringen. Detta skulle kunna vara en möjlighet för t.ex. en ALS patient att direkt kunna kommunicera med omgivningen.

Syntetisk telepati via EEG signaler

Försök att använda "syntetisk telepati" genom EEG signaler pågår vid University of California under ledning av professor Mike D´Zumra. Forskningen bedrivs med medel från US Army för användning i tyst kommunikation på slagfältet men kan även ha användningsområden för strokepatienter eller andra neurologiska sjukdomar. Forskningsområden är automatisk röstigenkänning fMRI avbildning och Brain- computer interface via EEG signaler. Målet är att kunna integrera 128 EEG elektroder i en skyddshjälm för användning i stridssituationer. Forskningen berör möjligheten att genom EEG mönsterigenkänning av den inre monologen vid tänkt tal och självlärande algoritmer kunna identifiera en persons tankar. Det ingår att utrustningen behöver kalibreras för respektive bärare. Nästa steg är att via elektriska signaler (t.ex. radio eller internet) överföra dessa meddelanden till en eller flera målpersoner. Målpersonen skall kunna detektera t.ex. en meningsfras via en hörsnäcka från en syntetisk röst. Tidiga försök i undersökningen har visat att man kan överföra morsekodad information via två olika tänkta uttryck som symbol för morsekoden 1 eller 0. Slutresultat från denna forskning har ännu inte offentliggjorts.

Ett liknande forskningsprojekt under ledning av professor Rajesh Rao med syntetisk telepati har utförts vid University of Washington (se ref. 3.12). I detta fall har man utgått från en person som spelar ett datorspel där en kanon skall avfyras i rätt ögonblick för att skjuta ner en angripande missil. Denna person är försedd med en mössa med ett större antal elektroder för inspelning av EEG signaler. Via en självlärande algoritm utvärderas EEG signalerna från motor arean i cortex för att känna igen en knapptryckning med t.ex. höger pekfinger. Denna avkodade signal skickas via internet till en försöksperson i en annan byggnad. Denna person kan inte se datorspelskärmen utan sitter framför ett tangentbord beredd att trycka på ett avfyringskommando. Via en TMS utrustning kan man ge en magnetisk puls till motsvarande motor area för höger pekfinger till försökspersonen. Resultatet visade att man i denna studie kunde se att kommunikationslänken fungerade utmärkt och medförde en avfyrning vid rätt tillfälle. I sin sammanfattning anger forskarna att med EEG/TMS utrustning kan man forma en överföring via digitallänk som "brain to brain interface". Man ser också möjligheter för överföring av visuella och auditiva signaler i en framtid med denna "non-invasive" metod.

Forskning angående påverkan av människans emotionella system pågår bl.a. vid MIT Media Lab i USA. Forskaren professor Rosalind Picard har vid sin institution Affective Computing Research group tagit fram ett bärbart datorsystem för identifiering av en persons känsloläge (se ref. 3.9). I detta fall är forskningen inriktad på att identifiera ansiktsuttryck och huvudrörelser hos en person och via en sannolikhetsalgoritm kunna läsa av en persons känsloläge.

Forskningen är avsedd att hjälpa autistiska personer med tolkning av kroppsspråk då dessa personer ofta har problem med sociala kontakter. Systemet består av en miniatyriserad dator som kan häktas fast i bärarens midjerem och är ansluten till en minikamera. Kameran kan antingen riktas mot det egna ansiktet (self-Cam) eller mot en annan samtalande person. Datoralgoritmer följer 24 punkter i ansiktet via detektion av rörelser, form och färg av dessa punkter och kan identifiera 20 ansiktes och huvudrörelser (t.ex. huvud vridning eller rörelse av mungipor). Dessutom detekteras

11 olika kommunikativa rörelser som t.ex. leende, ögonbrynsrörelse eller nickning. Via en Bayesian nätverksmodell kan man följa personens emotionella status. Systemet utvärderar kontinuerligt sannolikheten att personen är i ett av 6 olika emotionella tillstånd. Dessa tillstånd är: samtycke, aversion, intresse, konfunderad, koncentrerad och tankfull. Informationen kan visas antingen som en färgkodad bild som sveper i realtid eller en akustisk information i en hörsnäcka. Denna utrustning har utvärderats i samband med träning av akustiska personer i social interaktion. Denna typ av datorkommunikation kan även användas för överföring av emotionell information till en styrd humanoid robot.

Hjärnpåverkan via TDCS och TMS

När det gäller hur man kan påverka en hjärna finns det idag flera metoder som användes för att direkt påverka synapserna i hjärnans cortex. Stort intresse visas idag på metoden att via två elektroder på skalpen skicka svaga likströmmar (1-2 mA) genom hjärnan TDCS (Transcranial direct current stimulation). Som beskrivits om savanter i kapitel 2 får man en hämning av neuronernas aktionspotential vid katoden (-) och motsvarande stimulering vid anoden (+). Ett antal forskningsprojekt har bl.a. redovisat att man kan öka inlärningsförmågan med ca 30 %.

Forskaren Andy Mckinley vid Air Force Research Laboratory har för amerikanska flygvapnet forskat angående bildanalys med hjälp av TDCS (se ref. 3.10). När man utför drönarattacker sitter personalen i kommandocentraler långt ifrån det attackerade området. Från spaningskameror i drönaren kan man erhålla bilder för analys av intressanta mål. Ofta är dessa bilder brusiga och har en upplösning som gör det svårt att säkert identifiera t.ex. robotramper. Mckinley har i ett uppdrag från flygvapnet undersökt om man kan förkorta utbildningstiden för den personal som skall göra bildanalysen. Tidigare har det krävts ganska lång tid för att bli utbildad i att kunna göra säkra bildanalyser.

Studien genomfördes med 27 försökspersoner från flygvapnet som delades in i tre grupper varav grupp 1 och 2 fick relevant stimulering medan grupp 3 fick placebo (Sham) behandling. Den positiva elektroden (anoden) för TDCS utrustningen sattes på skalpen ovanför området där visuell information uttolkas i cortex (ventral-lateral prefront cortex (VLPFC)). I detta fall på höger sida av huvudet då denna area är mest aktiv vid visuell bildanalys. Den negativa elektroden (katoden) placerades bak i nacken. Denna stimulering påverkar synapserna i VLPFC att bli mer aktiva. Resultatet visade att de som fått stimulering via TDCS genererade 25 % bättre resultat av träningen och gjorde färre misstag. Metoden med TDCS har också använts vid forskning om påverkan bl.a. av beslutsfattande, arbetsminne, implicit lärande och visuell bildanalys.

Metoden Transkraniell Magnetisk Stimulans (TMS) är en annan metod att direkt påverka synapserna i hjärnan. I detta fall riktas ett starkt magnetfält med hjälp av en magnetspole som hålls ovanför det område i cortex vilket skall påverkas. Dessa pulser kan genereras som enstaka eller som repetitiva pulser med olika intervall rTMS (repetitiv TMS). I forskning används TMS ofta för att blockera någon del av cortex. Beroende av parametrar som magnetfältets styrka och repetitiva frekvens sker påverkan olika länge i det utsatta området. Som vi såg i kapitel 2 om savanter kan man på detta sätt simulera en Savant liknande funktion i cortex via TMS.

Man har vid kliniska försök visat att TMS behandling kan påverka vissa neurologiska sjukdomstillstånd som t.ex. depression (se ref. 3.11). I Sverige har psykiatrikern Vagn Liest behandlat mer än 300 patienter mot depression med hjälp av rTMS. Behandlingen görs vid en punkt över patientens vänstra pannlob. Under ca 10 minuter skickas repetitiva magnetiska pulser vilket totalt ger ca 2000 pulser per behandling. Denna behandling har skett när antidepressiva läkemedel inte har haft avsedd effekt. Liest anger att 60 % av dessa patienter blev bra eller bättre av behandlingen.

Forskning angående påverkan av hjärnan via människans luktsinne pågår bl.a. vid Weizmann Institute of Science, Israel under ledning av bl.a. Ilana Hairston. Människans olfaktoriska luktsinne är till skillnad från övrig perception direktkopplat till hjärnans cortex utan att passera thalamus. Thalamus distribuerar övrig perception till de delar av cortex för respektive sinne t.ex. synen till visuella cortex. När vi sover fungerar thalamus som en grindvakt och utestänger sinnesintrycken till dessa areor i cortex. Däremot är luktsinnet aktiverat även under sömnfasen.

I en studie har man visat att via denna luktkanal kan en person påverkas omedvetet under sömn. I en försöksserie har man under försökspersonernas sömnfas först exponerat luktsystemet för en angenäm doft samtidigt som en svag högfrekvent ton spelas upp. Därefter har man exponerat luktsinnet för en illaluktande doft (rutten fisk) samtidigt med en lågfrekvent ton. Genom att mäta andningen kan man registrera djupa andetag vid den behagliga doften och återhållen andning under fasen med den illaluktande doften. När försökspersonen vaknar har man spelat upp dessa två toner som gavs under sömnen och mätt upp liknande reaktion i andningsfrekvensen som under sömnfasen. Man kan likna denna omedvetna påverkan av hjärnan vid Pavlovs experiment med hundar som ger en betingad reflex. En tillämpning av dessa resultat kan vara att via doft/hörsel programera in nya kunskaper. En risk kan vara att programera om en persons inställning till t.ex. en politiker/politik genom att ge illaluktande doft samtidigt som ett politikertal spelas upp. Detta kan ge en betingad reflex där personen omedvetet programmerats om till att uppfatta politikern i en motbjudande dager.

Som nämndes i inledningen av detta kapitel visar den pågående forskningen om hjärnan möjligheter att i en framtid kunna tränga djupt in en persons intima sfär och omedvetet påverka en människa. Det innebär många möjligheter att hjälpa personer med olika neurologiska sjukdomar men ställer också krav på att det finns etiska regler som bevarar en persons intigritet.

I sin bok "1984" tar författaren George Orwell upp en framtidsvision, dystopi, där en diktatur med tillgång till avancerad övervakningsteknik kan få total kontroll av sina medborgare. Denna framtidsvision har idag med all den teknik som mobiltelefoner med inbyggd GPS, appar, Facebook, internet och som i London 1000-tals övervakningskameror redan börjat kunna övervaka och ge full insyn i en medborgares liv.

Det finns redan idag företag som via algoritmer kan analysera metadata från internet och förutspå oroshärdar, övervaka misstänkta personers rörelser och kontrollera konsumenters köpvanor. Denna utveckling har som de flesta nya forskningsresultat en positiv och även en riskabel sida där en framtida diktatur kan få total tankekontroll över sina medborgare. Man får hoppas att den tekniska utvecklingen styrs upp så att dessa avarter minimeras.

I detta kapitel redovisas ett antal forskningsprojekt som via de nya metoderna med fMRI, MEG, EEG, TDCS och TMS kan ge en ingående bild av hjärnans inre arbete. Metoden med fMRI har gett en större förståelse av de visuella områdena i cortex och t.o.m. medfört möjligheter att återskapa visuella drömmar. Analys av auditiva cortex har visat på möjligheter att identifiera en persons inre monolog. EEG utrustningar som är relativt billiga kan förutspås få en stor användning speciellt för rörelsehindrade och för kommunikation i fall av neurologiska sjukdomar. Forskning med metoden electrocorteography (ECoG), där matriser av elektroder opereras in under skallbenet ovanpå cortex kan ge mycket information där datorregistreringen direkt kan signalbehandlas. Som resultat kan detta t.ex. ge avancerade algoritmer för styrning av proteser eller kan ge ALS patienter möjlighet till kommunikation. Som avslutning på detta framtidsscenario får man hoppas att denna utveckling kommer att styras av etiska regler för att bevara den personliga intigriteten.

Kapitel 4 Kroppsmedvetande

Budo den intuitiva försvarskonsten

Begreppet kroppsmedvetande berör olika aspekter på hur kroppen arbetar dels med omedvetet automatiska funktioner som t.ex. andning, hjärtfrekvens och tempertur och dels med ett kroppsmedvetande där inlärda rörelsemönster som finns lagrade i rörelseminnen kan framkallas utan medverkan av det vanliga långsamma medvetandet. I olika delar av kroppen kan också upplevda traumatiska händelser ha lämnat avtryck i spända muskelminnen.

Förutom de fem sinnena syn, hörsel, lukt, smak och känsel som man brukar anse vara de sinnen som hjärnan använder för inkommande perception, så anser många att balans- och kroppssinnet är vårt sjätte sinne som informerar hjärnan om kroppens läge i förhållande till omgivningen. Senare i detta kapitel ges exempel på att detta kroppens sjätte sinne kan spela roll i hur träning i budo kan aktivera dolda förnimmelser av fara och vara avgörande i en utsatt situation. En enkel aktivitet som att gå kräver mycket komplicerade mönster i signalerna som koordinerar muskelaktiviteten i alla de ben- och armmuskler som skall aktiveras. Populärt uttrycks att vissa rörelser "dom sitter i ryggmärgen", se fig. 1.1.

Den del i hjärnan som koordinerar och styr kroppens finmotoriska rörelser kallas *lillhjärnan* och är belägen lägst ned i den bakre delen av hjärnan och är kopplad till hjärnstammen och vidare till förlängda märgen (se fig.. 1.3). Medvetna rörelser kommer från en annan del i storhjärnan och aktiverar delar i lillhjärnan. I lillhjärnan lagras finmotoriska rörelseminnen som man har tränat in. Vid t.ex. cykling så har man som barn svårt att koordinera balans och muskelrörelser för att inte köra ikull. Allteftersom man tränar upp balansförmågan så lagras rörelseminnen i lillhjärnan som gör att när man en gång lärt sig att cykla så behärskar man det resten av livet. På samma sätt medför träning av kroppen inom t.ex. idrott och budo sport att rörelseminnen lagras och kroppen utför dessa inprogrammerade rörelser intuitivt utan att medvetandet behöver vara inkopplat.

Som exemplifiering av hur kroppsmedvetandet arbetar i den "omedvetna zonen", så har den fortsatta framställningen inriktats på Budo sporten Aikido då egen erfarenhet av träning i Aikido, Tai chi, Qi gong och Yoga medfört erfarenhet om hur denna träning påverkar kroppsmedvetandet.

För att få full förståelse av både den fysiska och psykiska aktiviteten vid träning av budo sporter, så inleds beskrivningen av en kort historisk översikt om hur budo sporterna växt fram från krigarklanerna i det forntida Japan och den buddhistiska Zen kulturen.

Under senare decennierna av 1900-talet har västvärlden intresserat sig för kampsporterna som spridit sig från bland annat Japan och Kina. I Japan går de under samlingsnamnet *budo som traditionellt var fäktningskonsten(Kendo), bågskytte(Kyudo) och ju-jutsu.* Ordet do som ingår i flera japanska budo sporter kan översättas med väg. Ur de tidigare skolorna av budo har det utvecklats modernare varianter av budo där man renodlat tekniker för att kunna standardisera budo sporten och kunna införa gradering av utövare och starta tävlingar inom vissa grenar. Budo förbundet i Sverige har idag ett antal undergrupper som t.ex. Kendo, Karate, Judo, Aikido och ju-jutsu. Det ökande intresset i väst världen medförde att budo sporten Judo (den mjuka vägen) 1964 infördes som tävlingsgren i de olympiska spelen.

Bushido samurajernas hederskodex

Ursprunget till budo sporterna i Japan har utvecklats inom krigarklassen vars utövare benämns samurajer. Historiskt från 1000-talet och framåt har Japan varit ett feodalsamhälle med ett stort antal klanhövdingar som hade egna arméer för försvar av sina gods och vilka ofta låg i krig med andra klaner för att erövra ny jord. Centralt i landet fanns en hovadel som underhöll den japanske kejsaren till vilken klanhövdingarna gav lydnadslöften. Under 1100-talet skedde allvarliga sammandrabbningar mellan de två mäktigaste krigar ätterna Taira och Minamato, varvid Taira ätten krossades. Ledaren Yoritomo för Minamato ätten blev landets starke man och tog titeln Shogun (motsvarande överbefälhavare). Han skapade ett administrativt system för att kontrollera de olika klanförbunden och krigarätternas affärer som kallades Shoguanatet, där kejsaren blev skuggregent.

Shogunsystemet kom att bestå enda till 1800-talets slut och Shogunerna valdes av tradition inom Minamato ätten. Shogunatets organisation medförde att Shogun kunde kontrollera hela Japan militärt. Genom kejsarens religiösa funktion inom Shinto religionen uppehölls skenet att han var landets härskare.

Det nya systemet shogunatet medförde att yrkeskrigaren fick en hög status och krigarfamiljerna intog viktiga samhällsfunktioner. Därmed blev krigarens (bushi) yrke ärftligt och barnen inom samurajfamiljerna fick tidigt lära sig krigarens roll genom asketiska övningar, spartanska dygder och självdisciplin. Bilden av samurajen som osjälvisk, lojal, fysiskt och psykiskt uthållig blev en förebild för varje Japan. Mycket inom den moderna samhällsutvecklingen i Japan härstammar från filosofin inom samurajklassen.

Samurajerna styrdes av ett hederskodex kallat *Bushido* som översatt betyder "krigarens väg". Bushido andan överfördes genom muntlig tradition inom samurajklassen och barnen uppfostrades enligt bushidons anda. Mycket av Bushido andan lever kvar i Japan och ligger bakom landets enorma tekniska och ekonomiska framsteg. Framträdande egenskaper enligt bushido är etiska regler som innebär mod, uthållighet, hövlighet, plikttrogenhet och ära. Etikettsreglerna i Bushido är omfattande och den värsta skymfen för en Japan är att "tappa ansiktet". På ytan skall en ohövlighet mötas med en orubblig min av en Japan utan att störa jämvikten. Under 2:a världskriget ansåg Japaner att Amerikaner var okontrollerade barbarer som kunde reagera kraftigt på enstaka ordval, vilket en Japan inte skulle visa utåt. Det är svårt för en västerlänning att komma in i den Japanska kulturen och inte bryta mot alla de outtalade ritualer som igår i umgängessederna.

På 500-talet uppstod i Kina en gren av mahayanabuddhismen som kallas Zen. Från Kina spreds Zen till närliggande länder som Korea, Japan och Vietnam. Ordet Zen på Japanska är en översättning från kinesiska (chàn) som kan uttydas meditation. Trots översättningen av Zen till meditation betecknar den inget passivt sätt att sitta och meditera utan i hög grad ett aktivt sätt att leva. Zen har spelat en stor roll i den Japanska kulturen sedan 1100-talet och influerat Budo sporterna.

Huvudprinciperna i läran var att människan genom extrem fysisk disciplin skulle söka sig fram till intuitiv insikt om tingen och livet. Ett par av de stora teoretikerna i sammanhanget kan nämnas: dels Takuan (1573-1645) abbot av Daitokuji zen-templet i Kyoto som bl.a. skrev ett berömt brev om fäktningskonsten och dels den fullständiga japaniseringen av zen-läran tillskrivet zen- mästaren Hakuin (1685-1768).

Zen övningarnas avsikt är att försätta psyket i ett tillstånd där den medfödda och spontana intelligensen, som finns i människans undermedvetna, får verka fritt utan att medvetandet hindrar den. Zens huvudmål är att försätta psyket i ett tillstånd av icke medvetande. Detta är ett tillstånd då våra referensramar, tankar och psykologiska begränsningar upphör att blockera vårt undermedvetna. Man uppnår ett maximalt medvetande, när det instinktiva och intuitiva övertar kommandot. Zen människan låter sin natur råda utan att hindra den genom förvärvade blockeringar. Zen tillmäter inte heller det intellektuella förståndet annat värde än att kunna brukas vid kommunikation människor emellan. Ett citat från en zen-mästare belyser frågan: "Medvetandet skall alltid reagera som en boll i en bergbäck", d.v.s. tankar får inte fastna eller kretsa kring något som kan hålla dem kvar. Tanke skall följa på tanke utan tvekan eller dröjsmål.

Dessa tankeprocesser upptar hela vår uppmärksamhet och följden blir att vårt intuitiva mottagande av sinnesintryck blockeras. För att man skall kunna reagera utan tidsförlust och på rätt sätt krävs att intuitionen fungerar. När detta kan ske befinner sig människan i ett tillstånd av fullständigt liv som zen uttrycker det.

Zens syfte är att göra medvetandet spegelblankt, så att alla tankar skall reflekteras tillbaka från dess yta, ingenting skall kunna fastna och hindra den naturliga intelligensen. Zen människan strävar att komma i ett tillstånd där medvetandet inte kan hindra den spontana intelligensen och var alltså även samurajens mål.

Zen buddhismen i Japan har förutom inom budo också influerat många japaner i det vardagliga livet genom speciella undervisningsmetoder. Praktiska sysslor har systematiserats och utvecklats till olika s.k. vägar (do) och varje zen-do leder fram till målet det upplysta tillståndet eller *satori*. Det som från början var vanligt hushållsarbete eller nästan varje hantverk i Japan kan uppfattas som en zen-do, med exempel som arrangera blommor, kratta gårdsplanen, kaligrafi, teceremoni eller svärdstillverkning.

Zen konsten är en förening av slumpens naturliga beståndsdelar och den naturliga kontrollen över de verktyg som man använder för att göra slumpens produkt synlig för ögat. Zen är alltså en praktisk filosofi, vars principer inte kan läras och förstås, de måste upplevas genom praktik. En stor grupp av dessa zen-vägar är de praktiska övningar som har med strid och kamp att göra. Krigaren (bushi) praktiserade zen på sitt speciella sätt i de verkliga övningar han var van vid. Bushido andan fostrade även krigaren till mildhet genom att praktisera zen-do där musik, skönskrift och poesi var sysselsättningar jämbördiga med övningarna i strid.

Krigarens redskap var under många århundranden olika typer av svärd och det utvecklades skolor inom samurajklassen där olika mästare renodlade övningar i hur ett svärd skulle hanteras i strid för maximal överlevnad. Samurajen bar oftast ett kort och ett långt svärd kallat *daisho*. En berömd svärdsmästare var Miyamoto Musashi (1584-1645) som var beryktad för att ha gjort ett stort antal dueller utan att någon gång förlorat. Han grundade en skola för svärdskonst som kallades "två himlars enda skola", eller två svärds skola. Musashi skrev 1643 boken "Fem ringars bok" (ref.4.2), Go rin no sho, om svärdskonsten som är en av Japans stora klassiker även idag.

Parallellt med skolor för svärdskonst utvecklades skolor som brukades när krigarens eget svärd brutits av och var tvungen att kämpa mot den beväpnade fienden med den korta bit som var kvar eller med bara händerna. Denna stridsteknik kallades Kumiuchi och uppstod på 1100-talet i striderna mellan Tiara och Minamoto klanerna. Kumiuchi teknik ingår också i modern Kendo. Dessa tekniker fortsatte att utvecklas av mästare och experter på olika områden, vilka utarbetade egna tekniker och idéer till en särskild stil som betecknads som Ryu, Ryuha eller Ryugi. Den första jujutsuskolan grundades 1532 och gavs namnet Takeuchi-ryu och fick den största och snabbaste utbredningen. Ett stort antal jujutsuskolor etablerades under följande århundraden. Då jag själv utövat den moderna budo sporten Aikido, så kommer den fortsatta framställningen att fokuseras på dess framväxt.

Aikido, 合気道

Aikido grundades av Morihei Ueshiba (1883-1969), som gavs titeln O-sensei (stor lärare), vilket var en titel för grundare av någon av budo sporterna. Som barn var Ueshiba sjuklig och svag och därför beslöt han att träna sin kropp inom de traditionella stridskonsterna som judo, kendo (den Japanska svärdskonsten), bojutsu (träning med lans) m.m. Den hårda och målmedvetna träningen gjorde honom stark och vältränad. I sin iver att nå fulländning började han att vandra på traditionellt vis över hela Japan, från den ena träningslokalen till den andra och prövade sina färdigheter mot berömda mästare. Var någon honom överlägsen bad han att få stanna som elev hos denne. När han lärt sig allt som fanns att lära på ett ställe drog han vidare. Hans teknik finslipades och en dag räknades han som en av landets främsta inom de traditionella stridskonsterna. Framför allt blev han i 20 års tid elev till Sokaku Takeda, som var av samurajsläkt och undervisade i jujutsu stilen Daito-Ryu Aikijujutsu. Ueshiba fick instruktörslicenser i Daito-ryu och det är denna kampkonst som haft stora influenser i modern Aikido. Förutom träningen i olika kampkonster, influerades Ueshiba senare filosofiskt och religiöst av en abbot, Onisaburo Deguchi, vilken var ledare för en Japansk shinto sekt Omoto-kyo som var inriktad mot passivism och som ville bygga upp ett nytt samhälle där Ueshiba under ett antal år deltog.

Ueshiba deltog som soldat 1902-1903 i Rysk-Japanska kriget och i Macuriet 1905. Genom sin budo träning blev han utsedd till instruktör inom armens närstridsutbildning. Ueshiba utbildade också inom militärskolor bl.a. militärpoliser i budo. Dessa erfarenheter och influenser från den religiösa sekten Omoto-ryu medförde en förändring i Ueshiba syn på budo sporter. I samband med andra världskriget (1939-1945) där Japan deltog, så flyttade Ueshiba från Tokyo till den lilla byn Iwama där han fullbordade sin skapelse av aikido i en egen nybyggd dojo (träningshall). Han införde det nya namnet Aikido för sin budo stil och renodlade teknikerna så att inriktningen blev en stil utan tävling och där man utnyttjar anfallarens kraft, inte genom blockering, utan genom att kontrollerat styra bort anfallarens angrepp.

Hans son Kisshomaru Ueshiba hade efter kriget startat om den dojo i Tokyo som Morihei Ueshiba tidigare drivit och en organisation Aikikai som sytematiserade ett graderingssystem och marknadsförde Aikido internationellt. När Morihei Ueshiba avled 1969, så fick hans elev Morihiro Saito (1928-2002) som var Ueshibas äldsta elev och assistent ta över dojon i Iwama (se bild 4.3).

Saito valde att bevara Ueshibas Aikido precis så som han själv fick lära sig den, stilen som idag kallas Takemusu Aikido. Idag finns flera stilar inom Aikido som formats av tidigare elever till Morihei Ueshiba som t.ex. Ki-Aikido från Koichi Tohei eller Hokuo Aikikai från Shoji Nisho.

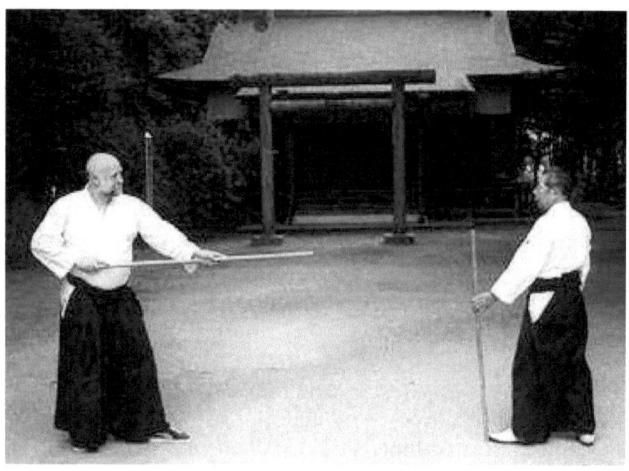

Bild 4.3 Sensei Morihiro Saito 8 Dan, Ulf Evenås i Iwama dojo.
Fotograf: Jöran Fagerlund

114

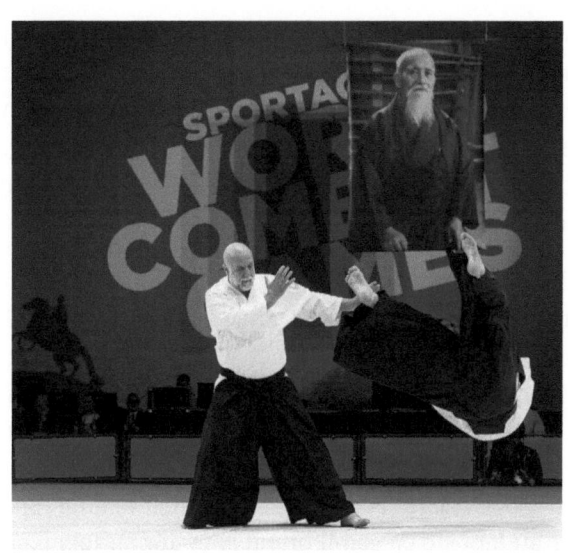

Bild 4.4 Ulf Evenås 7 Dan, uppvisning World combat games 2013.
Fotograf: Viktor Kazarin

Jag har tränat Aikido i Göteborgs Aikidoklubb som startade 1969 och fortfarande efter 43 år har en blomstrande verksamhet. Klubben drivs av Shihan Ulf Evenås 7 Dan som i många år deltog i träning för Saito i Iwama och under många seminarier som Saito genomförde i Europa. Efter Saitos död 2002, så utsågs Ulf till ledare av Takemusu Aikido i Europa. Ulf Evenås är mycket internationellt anlitad för träningsläger i länder som Ryssland, Litauen, Danmark, Tyskland, Australien m.fl. och deltog med uppvisning i "World Combat Games" som hölls i St Petersburg 2013 (se bild 4.4.)

Aikido träningen innehåller inga moment av tävling, utan grundteknikerna utförs två och två där den ene agerar anfallande (Uke) och den andra genomför tekniken (Nage). Man tränar varje teknik med både vänster och höger arm och byter sedan roll som Uke respektive Nage. I mer avancerade stadier tränas teknik där flera Uke anfaller med mer dynamik och Nage skall behärska att styra bort respektive anfall.

115

Då många tekniker i Aikido härstammar från svärdsteknik, så omfattar träningen också träning i svärdsteknik (Buki-Wasa) där ett träsvärd (bokken) användes och olika kator utförs. Även träning med en trästav (Jo) som användes av vissa budo skolor i Japan ingår som träning. Vapenträningen ingår för att ge känsla för avstånd och rörelsemönster som man lättare får förståelse av och underlättar den vanliga Aikido träningen.

I Aikido finns ett graderingssystem med olika kunskapsnivåer benämnda 6 kyu … 1 kyu respektive 1 Dan … 8 Dan. Som nybörjare startar man med gradering till 6 kyu vilket innebär att kunna ett antal statiska tekniker (go tai), där man startar genom att angriparen har ett stadigt tag i t.ex. armen. Under senare grader tränas tekniken i rörelse (ju tai) då tekniken startas precis innan angreppet fullföljs och i högre grader tränas att man leder angreppet vidare (ryu tai) för att kunna få angreppet under kontroll. Tanken är att lära sig en stabil grund som gör att teknikerna fungerar även när man är under press och till slut leder till att man hela tiden kan utföra nya tekniker, som passar situationen, i ett oändligt flöde.

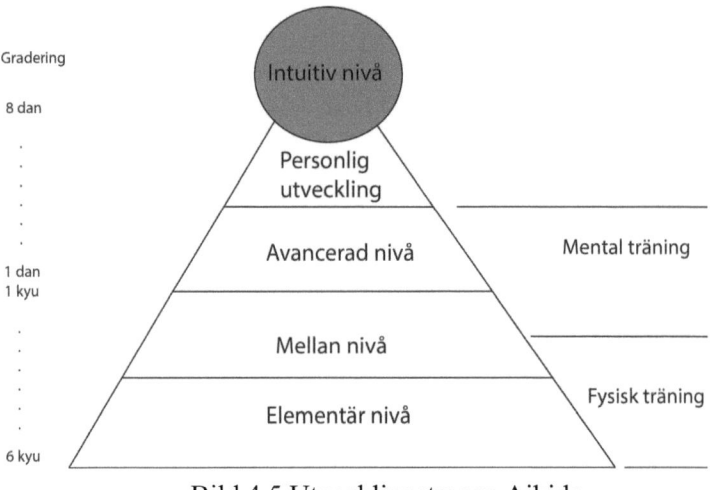

Bild 4.5 Utvecklingstrappa Aikido.

Aikido liksom andra budo har både en fysisk och en psykisk aspekt i utförande av tekniker. I bild 4.5 visas en schematisk bild hur man utvecklas i de olika nivåerna av kunskap och intuition, som motsvaras av nivåerna i graderingssystemet. I den elementära nivån ingår att lära sig hur de olika teknikerna utförs fysiskt, följt av att kunna utföra teknikerna på ett reflexmässigt sätt. I de högre nivåerna tränar man upp intuitionen så att man intuitivt genomför lämplig teknik mot flera angripare i ett oavbrutet flöde.

Genom den systematiska Aikido träningen så byggs ett bibliotek upp i den del av hjärnan som kontrollerar finmotoriken i kroppen (lillhjärnan). Detta kroppsmedvetande som finns tillgängligt omedelbart, utan medvetandets inblandning, gör att man i en pressande situation där man blir angripen inte paralyseras utan instinktivt styr undan anfallet. Man kan se Aikido träning i ljuset av zen-do som att man tränar upp sin instinktiva och intuitiva känsla så att medvetandet inte fördröjer eventuell reaktion i utsatt läge. Träningen innebär förutom den fysiska aktiviteten även att man bygger upp en inre känsla i kroppsmedvetandet som Japaner kallar Ki. Det finns en punkt under naveln som av Japaner kallas" seika no itten" (den enda punkten) som man kan säga är kroppens tyngdpunkt dit man säger att Ki kraften utgår ifrån. I Aikido tränar man hela tiden att alla rörelsers grund ligger i denna punkt och man manövrerar så att anfallarens kraft leds förbi detta centrum. Vissa Aikido stilar som t.ex. Ki-Aikido har speciell träning för att bygga upp en stark Ki kraft. Vid regelbunden Aikido träning så känner man att denna Ki kraft tränas upp och man rör sig kring sitt centrum även i vardagliga göromål.

I Aikido träningen ingår även att träna andningsteknik, där in och utandning synkroniseras med utförda tekniker. Både vid vapenträning och teknikträning använder man KIAI som innebär att ett kraftigt ljud utslungas samtidigt som en teknik utförs. Ljudet användes både för att påverka angriparen psykiskt och att ge mer kraft i den utförda tekniken. Aikido träningen medför även att kroppsmedvetandet omedelbart läser av en eventuell angripares avsikter och i bästa fall kan ett planerat anfall avstyras i ett tidigt skede.

Det finns ett antal vetenskapliga studier av hur aikido träning påverkar utövaren, dels med mätbara förbättringar av faktorer som t.ex. reaktionstider från yttre stimuli och dels metoder för att utnyttja den filosofiska "icke angripande" metoden för t.ex. företagsledning.

I studien "Six months aikido training shortens reaction time" av författarna Baris Sentuna, G Babayigit Irez, m.fl. (se ref. 4.1) har ett antal aikido utövare testats med avseende på reaktionstider på yttre stimuli. Studiens syfte beskrivs: " En kort reaktionstid är grundläggande för aikido träning. Avsikten med studien var att se vilken effekt aikido träning har på reaktionstider på ett enkelt yttre stimuli eller i en valsituation hos en nybörjare och en erfaren utövare". I studien ingick 64 aikido utövare i åldrarna 18 - 24 år med både män och kvinnor. I förberedleserna ingick bl.a. att deltagarna avstod från alkohol, rökning och kaffe under minst 24 timmar innan test genomfördes. Deltagarnas träning var uteslutande aikido och inga andra sporter. Deltagare i första gruppen (34 personer) valdes från en nystartad nybörjargrupp i aikido. Den andra gruppen (28 personer) hade tränat aikido mellan 6 månader till 2 år innan testet utfördes. Tre olika testuppkopplingar med olika hjälpmedel för dels den dominanta armen respektive den icke dominanta armen. Första testet genomfördes genom att personen skulle trycka ned en knapp med pekfingret så fort en lampa tändes och reaktionstiden mättes upp. Test två gjordes på liknande sätt men med en ljudsignal istället. Test 3 innebar val mellan två stimuli innan tryck gjordes. Resultat av studien visade att aikido träning förbättrade både reaktionstiden för visuell och audio stimuli och även beslutstiden i valsituationer påverkades postivt av regelbunden aikido träning.

Som nämndes i början av kapitlet, så anser många att kroppsmedvetandet är kroppens sjätte sinne för perception. I många texter från tidigare mästare i budo sporter, så beskrivs hur man efter mångårig träning i en budoform har byggt upp en känslighet i kroppsmedvetandet som ger en intuitiv perception av "fara" oberoende av medvetandet och därmed kan en omedelbar reaktion styra bort och förhindra eventuella angrepp. För att exemplifiera hur kroppsmedvetandet verkar som ett sjätte sinne, så tas budo sporten Ninjutsu som exempel, då man i gradering till 5 Dan (Godan) graden i denna budo testar kroppsmedvetandet.

Ninjutsu

Budon ninjutsu har blivit känd ganska sent under 1970-talet i Europa på grund av att den i Japan länge hållits hemlig och endast en liten krets ninjas har haft tillgång till undervisning av initierade mästare. I Sverige så introducerades ninjutsu av Bo Munthe som kommit i kontakt med Dr Masaaki Hatsumi som är den 34.e stormästaren i stilen Togakure Ryu, som är den senaste mästaren i en tradition sedan 800 år tillbaka i tiden. Hatsumi har ärvt gamla ninjutsu-dokument i form av pergamentrullar från sin lärare där olika metoder och förmågor bevarats från den 800 åriga traditionella undervisningen. I boken "Ninjutsu history and tradition" skriver Hatsumi om ninjutsu utveckling: "Ninjutsu utvecklades som en illegal motkultur gentemot den härskande samurajklassen och för den sakens skull är uppkomsten dold bakom århundraden av mysterier, hemligheter och överlagd förvirring av historiken".

Man kan jämföra ninjans funktion i Japan med underrättelse organisationer som CIA i USA och KGB i Ryssland i dagens västeuropeiska samhällen. Ninjan anlitades för att infiltrera fiendens läger och kartlägga svagheter i motståndarens försvar. I båda fallen vill man att motståndaren skall vara helt omedveten om spionverksamheten och utnyttja tekniker för att hemlighålla operationerna.

Hatsumi beskriver ninjans roll sålunda: "På grund av ninjans primära roll som rådgivare, spejare och konsult till de för tiden stridande styrkorna, fick kunskapen om spionage, psykologiska uppskattningar och ockulta "sjätte sinne" krafter företräde framför stridstekniker för slagfältet. Trots att den historiska ninjan var välkänd som fulländad och obarmhärtig fighter var naturen av deras arbete vanligtvis sådant att om de måste engagera sig i strid för självskydd, betydde det att deras uppdrag var automatiskt reducerat i effektivitet beroende på att de blivit upptäckta. Av denna anledning var ninjans vapen vanligtvis betraktade som uppbackningsåtgärder vid fall av misslyckande och inte som de primära medlen för effektivitet som tidigare vore fallet med samurajen".

I ninjans utbildning tränas förmågor inom arton olika områden, dels normal träning i Taijutsu (slag, sparkar, grepp m.m.) och olika vapentekniker (svärd, spjut, kastvapen m.m.) och dels i tekniker i att kunna infiltrera motståndaren genom förklädnader, smyg och klätterteknik, sprängämnen och förblindningstekniker. Liksom det tidigare i kapitlet beskrivits att zen-do är den mentala inställningen i budo, så skriver Hatsumi i sin bok: "Genom att lära känna effekterna och inflytandet av kroppens många underhållssystem, kan ninpoeleven utveckla en fungerande kunskap om hans egna krafter för kontroll av hälsa och kondition i sin kropp. Huvudet är endast en del av kroppen, och vi måste lära oss att överkomma tendensen att skilja hjärnan och kroppens andra organ åt. Kroppen vet hur den skall röra sig om vi låter den göra det, och den behöver inte kontrolleras med tankeverksamhet för att reagera riktigt i en hotfull situation. Ninpoeleven arbetar för att eliminera den onödiga processen att först tänka igenom en reaktion före agerandet".Eftersom ninjan rörde sig i omedelbar närhet eller bland fienden för spionageverksamhet, så tränades ninjan att uppträda på sådant sätt att smälta in i omgivningen och intuitivt känna av eventuella hot. I högre grader an ninjutsu tränas kroppsmedvetandet att intuitivt känna av potentiella hot och vid gradering från 4 Dan (Yodan) till 5 Dan (Godan) genomförs ett moment som kallas *sakki* (mördarauran) eller sanningstestet.

Testet genomförs genom att aspiranten sitter avslappad i seiza ställning på golvet med slutna ögon och en utsedd sensei med högre Dan grad (t.ex. Hatsumi) står med höjt svärd (bambusvärd) och plötsligt gör ett utfall mot aspirantens huvud. Om aspiranten känner av angreppet och rullar undan åt sidan utan att träffas, så är testet godkänt och 5 Dan graden erhållen. Om svärdet träffar huvudet (mycket smärtsamt) är testen underkänd och ytterligare träning måste till för att kunna gradera till 5 Dan. Man kallar testet "mördarauran" för man menar att om man i strid möter någon som har för avsikt att döda någon, utsänder den personen en energi som kallas mördarauran och som för en tränad person kan uppfattas av kroppsmedvetandet. De som genomgått testen nämner att för att lyckas måste man tömma sitt sinne helt från tankar och vara i zen tillstånd där sinnet är helt stilla. Om man uppnått rätt sinnestillstånd, känner man instinktivt en impuls att undvika svärdshugget i rätt ögonblick.

Israelen Doron Novon var den första icke Japan som tränade ninjutsu för sensei Hatsumi under 6 år (1968-1974). Doron Novon staratde en egen dojo ninjutsu budo efter återkomsten till Israel 1974. Doron var den förste västerlänning som klarade sakki testet 1983 och erhöll graderingen 5 Dan (Godan).

Kroppsmedvetandet som det sjätte sinnet tas även upp av bl.a. Morihei Ueshiba i boken: "The art of peace" (ref.4.3) Ueshiba hade erfarenheter av Rysk-japanska kriget (1902-1903) och under en strapatsrik resa till Mongoliet där han följde en abbot, Onisaburo Deguchi, vilken var ledare för den Japanska shinto sekten Omoto-kyo som skulle missionera för sekten och etablera sig där. Resan slutade i totalt fiasko efter att gruppen överlevde översvämningar, hagelstormar, förgiftad mat, nära svältdöd, attacker från vägrövare och beskjutning av kinesisk militär. Gruppen dömdes till avrättning men räddades i sista stund av japansk diplomati. Ueshiba förändrades av dessa man mot man dödliga strider med halshuggande vägpirater. I boken beskriver Ueshiba hur kroppsmedvetandet räddade honom i utsatta lägen: "När vi var i Tungliao blev vi lurade in i en dal och besköts med gevärskulor. Mirakulöst kunde jag känna av kulornas banor, genom att strålar av ljus indikerade dess banor och jag kunde undvika beskjutningen. Insikten att kunna känna av en attack är det som tidigare budomästare nämner som att kunna förutse händelser. Om en människas sinne är stilla och rent kan man instinktivt varsebli en attack och undvika den. Jag insåg att detta är innebörden av *AIKI* (konsten av harmonisering)".

Ur perspektivet "den omedvetna zonen" har vi I detta kapitlet kunnat konstatera att kroppsmedvetandet är en fundamentel källa till hjärnans omedvetna perception. Aktiv träning av t.ex. budo eller andra sporter påverkar reaktionstiden för svar på yttre stimuli på ett positivt sätt. En del av dessa effekter beror på att man genom träningen mer intiutivt kan ta relevanta beslut utan medvetandets långsammare beslutsprocesser. Dessutom kan man efter mångårig träning intuitivt uppfatta signaler om "fara" och vidta lämpliga åtgärder snabbare. Som vi kommer att se i nästa kapitel kan man även i "magkänslan" (kroppsmedvetandet) få intuitiva indikationer som kan rädda personer från lurande faror i t.ex. arbetslivet.

Kapitel 5 Intuition

Den omedvetna intelligensen

Alla som någon gång sysslat med kreativ verksamhet som t.ex. grafisk formgivning, akvarellmålning, forskning eller konstruktion av elektronik hamnar i tankemönster där man har svårt att se hela lösningen på det problem man har tagit på sig att lösa. Trots att man satt sig in i problemets alla ingående delar och bollat runt med olika hypoteser har man hamnat i ett dödläge där idéer till lösning har tagit slut. Det är ofta när man totalt släpper tankarna på problemets lösning och t.ex. tar en promenad, mediterar eller tar en semesterdag som man plötsligt ser lösningen i en nattlig dröm eller när man får en plötslig ingivelse när man sysslat med något annat.

Många berömda vetenskapsmän har berättat att när man nått ett genombrott i t.ex. nya okända lagar inom fysiken, hänvisar man till sin intuition där man plötsligt ser hela lösningen på det problem som man utforskat utan framgång under lång tid med sitt rationella tänkande.

Många citat har tillskrivits Albert Einstein, relativitetsteorins upphovsman, som uttalat sig i många olika ämnen förutom vetenskap. När det gäller intuition finns följande citat av Einstein: *"Det intuitiva sinnet är en helig gåva och det rationella förnuftet är en trogen tjänare. Vi har skapat ett samhälle som hyllar tjänaren och glömt bort gåvan"*.

En annan fysiker som formulerat elektromagnetismens berömda Maxwells ekvationer (1865), var James Clerk Maxwell som på sin dödsbädd angående intuition yttrade: *"Det som görs av det som kallas jag, görs troligen av någonting i mig som är större än jag"*.

Om man slår upp ordet intuition i nationalencyklopedin (NE) står det: *"Intuition, förmågan att omedelbart uppfatta något, varvid alla moment uppfattas direkt, utan stöd av erfarenhet eller intellektuell analys. De flesta analytiska filosofer avvisar tanken på en sådan okontrollerbar (irrationell) kunskapsväg"*.

Psykoterapeuten Carl G Jung skriver i sin bok Människan och hennes symboler: *"Sinnesförnimmelser talar om för oss att något finns, tanken upplyser oss om vad det är, känslan avgör om det behagar oss eller inte, intuitionen talar om varur det kommer och vart det leder"*.

Vad som menas med ordet intuition är inte klart definierat mellan olika forskare, filosofer eller inom "new age". I den fortsatta framställningen kommer ett antal olika förhållningssätt och förklaringsmodeller genomlysas för hjärnans hantering av omedvetna processer som ingår i "den omedvetna zonen". Inom psykologin har man under de senaste årtiondena gjort stora framsteg i forskningen om hur våra sinnen behandlar inkommande perception från våra fem sinnen. Bland annat har man med hjälp av modern magnetresonans utrustning (fMRI) noggrant kunnat kartlägga olika områden i hjärnan, där specifik interaktion sker vid olika typer av experimentella undersökningar av hjärnan. Genom styrda experiment kan man identifiera de olika processer som karaktäriserar det intuitiva (omedvetna) tänkandet.

System1 respektive system 2

De två psykologerna Keith Stanovich och Richard West är några av pionjärerna inom psykologin som forskat om processerna inblandade i vårt tänkande lanserade i en rapport (år 2000) beteckningarna system1 och system2 för det automatiskt omedvetna tänkandet respektive det medvetna rationella intellektuella aktiviteterna. Just intuitionen kopplas samman med system1, där hjärnan omedelbart i realtid omedvetet automatiskt behandlar inkommande sinnesintryck. Där det antingen direkt har kontrollen vid t.ex. rutinmässig bilkörning eller när man instinktivt drar bort handen om man bränner sig. Medan det alarmerar system2 när man behöver behandla inkommande stimuli med logiska överväganden och beslut. Stanovich och West definierar hur hjärnan arbetar i en "Dual-process" enligt:

123

- System 1 Är en omedveten bearbetning (process typ 1) som fungerar automatiskt och snabbt via parallell bearbetning av sinnesintryck med stor kapacitet och där normalt medvetandet inte upplever någon medveten styrning.
- System 2 Är den bearbetning (process typ 2) som vi normalt är medvetna om och där man tycker sig ha kontroll genom koncentration och kan göra medvetna val. Normalt upplever man en viss ansträngning i samband med de intellektuella aktiviteterna som t.ex. mer komplicerade matematiska beräkningar, där mellanresultat hanteras i arbetsminnet.

Teorierna angående de tankeprocesser som berör system 1 respektive system 2 har blivit allmänt accepterade inom den psykologiska forskningen. Keith Stanovich och Jonathan Evans debatterar i en artikel ("Dual-process theories of higher cognition; Advancing the debate", 2013, ref. 5.1) invändningar från andra forskare mot teorin om "dual-processes" och anser att senare tids forskning understöder denna teori om två processer. I artikelns sammanfattning konstaterar Stanovich och Evans att system 2 understöder hypotetiskt tänkande och belastar arbetsminnet hårt. Medan system 1 som är en snabb automatisk process antas lämna bristfällig tolkning av sinnesintryck om den inte blir kontrollerad av system 2.

I tabell 5.1 visas en översikt av de karaktäristiska dragen för system1 respektive2:

Typ 1 process	Typ 2 process
Intuitiv	Reflektiv
Behöver ej arbetsminne	Använder arbetsminne
Automatisk	Mental stimulering
Snabb	Långsam
Hög kapacitet	Begränsad kapacitet
Omedveten	Medveten
Parallell	Seriell
Snedvriden	Normativ
Kontextuell	Abstrakt
Automatisk	Kontrollerad
Associativ	Regel baserad
Experiment baserat beslut	Konsekvens baserat beslut
Oberoende av möjlig varseblivning	Korrelerad varseblivning

System 1 (äldre hjärnfunktion)	System 2 (nyare hjärnfunktion)
Tidig utveckling	Evolution
Liknar djurs bearbetning	Unikt mänsklig bearbetning
Implicit kunskap	Explicit kunskap
Grundläggande emotion	Komplex emotion

Professor emeritus vid Princeton University Daniel Kahneman som mottog ekonomipriset till Alfred Nobels minne 2002, har i en bok "Tänka snabbt och långsamt", 2013 (ref. 5.2), vidarutvecklat teorierna angående system 1 och system 2. Kahneman som arbetade på psykologiska intuitionen på Hebreiska universitet i Jerusalem samarbetade med Amos Tversky (från 1969) som arbetade med beslutsforskning. Samarbetet under en 15 års period resulterade i ett antal uppmärksammade artiklar angående intuitiva bedömningar och beslutsfattande under risk.

Ett sätt för läsaren att uppleva hur de två systemen arbetar kan åskådliggöras med två enkla experiment.

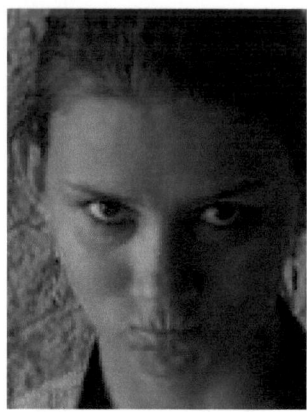

Betrakta först bild 5.1 under en kort stund.

Redan efter en kort blick startar ditt intuitiva tänkande och du har blixtsnabbt läst av bilden och kan troligen redogöra för ett antal intuitiva intryck. Personen ser arg ut och kommer säkert att attackera någon verbalt. Detta är ett exempel på system 1 sätt att omedvetet läsa av omgivningen och meddela system 2 en intuitiv uppfattning.

För att aktivera system 2 krävs mer komplicerade överväganden av t.ex. matematisk natur. Om vi får frågan vad blir 2+2=? Har vi säkert ett snabbt intuitivt svar, men om man ger en mer komplicerad beräkningsuppgift behöver man engagera system 2 och därmed aktivera arbetsminnet. En beräkning av uttrycket 25x18=? Kräver normalt att man gör en multiplikations uppställning som innehåller mellanresultat innan slutsumman är klar. Man kan troligen snabbt ge ett intervall inom vilket resultatet ligger (t.ex. 25x20=500; 25x10=250) men slutresultatet 450 kräver troligen papper och penna.

Kahneman och Tverskys forskning kom att inriktas på studiet av hur snedvridningar (Bias) uppstår och påverkar det intuitiva tänkandet för system 1. Genom ett antal psykologiska experiment identifierades ett tjugo tal mekanismer som ger snedvridningar (sytematiska fel) i intuitiva bedömningar. Resultaten presenterades i en artikel i tidskriften Science med titeln "Judgment under uncertainty: Heuristics and biases" (bedömning under osäkerhet: Heuristiker och snedvridningar) se ref. 5.3. Artikeln uppmärksammades mycket i forskarvärlden och har påverkat många områden som medicinska diagnoser, juridiska bedömningar, IQ test, filosofi m.m. Detta genom att peka på mekanismer som omedvetet kan påverka forskningsresultat eller beslutsfattande.

Kahneman och Tversky kommer genom experiment fram till tre olika typer av heuristiker (tumregler) som omedvetet kan reducera komplexa samband för sannolikhet och förutsägelser till enklare beslutskriterier som kan snedvrida resultatet av bedömningar gjorda av system 1.

- Representativitet
- Tillgänglighet
- Förankring, justering

Ur representativitets synpunkt identifieras ett antal parametrar som man omedvetet kan bortse från t.ex. tidigare sannolikhetsbedömningar, urvalets storlek, mätningens validitet, beroende sannolikheter, missuppfattning av slumpmässighet.

Snedvridning på grund av tillgänglighet är påverkad av t.ex. hur frekvent det har förekommit, lätt att ta fram data, fantasi och illusorisk korrelation.

Förankringseffekt: ger ett visst värde åt en okänd kvantitet innan man skattat den och justering påverkas av om man initialt ligger långt från förväntat värde.

Som exempel på hur en förankringsprocess skapas redogör Kahneman för ett experiment där fastighetsmäklare skulle värdera ett hus som redan var utlagt till försäljning. De besökte huset och fick läsa ett fylligt kompendium om huset, som också innehöll information om det begärda priset. Hälften av mäklarna fick se ett begärt pris som var mycket högre än det begärda, medan hälften fick se ett begärt pris som var mycket lägre. Varje mäklare fick ange ett rimligt pris för huset och ett lägsta pris som kunde accepteras. Mäklarna fick redogöra för vilka faktorer som påverkat bedömningen. Märkligt nog hörde det begärda priset inte de faktorerna, utan mäklarna gjorde en poäng att de inte tog hänsyn till det. De var övertygade om att det begärda priset inte påverkade deras svar, men de hade fel i denna punkt. Förankringseffekten för mäklarna blev 41 procent medan en motvarande grupp studenter hamnade på 48 procent.

En konsekvens av ankareffekten är att i en förhandling om priset i en säljsituation, så är det den som först sätter ett ankarvärde som styr det slutgiltiga priset.

Sammanfattningsvis kan man summera Kahdeman/Tversky forskning angående system 1 (Intuitiva intryck) och system 2 (logiska överväganden) i några generella beskrivningar.

System 1 (Intuitiva intryck) är ett tidigt utvecklat system för att fortlöpande motta och analysera intryck som berör individens överlevnad. Frågor som hur det ser ut i omgivningen just nu, finns det något överhängande hot eller någon möjlighet som inte får missas, känns någon avvikande doft, hörs något ovanligt ljud eller är allt normalt. Kontinuerliga rapporter om hotbilder ges till system 2. Signaler ges om att gå närmare eller dra sig undan, klassa intryck som bra eller dåliga och trigga beslut om att fly eller stanna. System 1 svar styrs av tidigare erfarenheter där nyare händelser och sammanhang väger tyngst, därefter kan äldre minnen få större betydelse. I sammanhanget spelar associativa minnet en stor roll, då ofta flera olika intryck kan aktiveras sammanhängande, där t.ex. doft-, ljud- och synintryck tillsammans ger ett associativt minne. Associativa minnen triggas ofta av t.ex. en viss doft som direkt via det limbiska systemet triggar en komplex minnesbild som är associerad med just denna händelse. Fördelen med system 1 snabba slutsatser är att avlasta system 2 med rutinmässiga beslut där man styrs av ryggmärgskänslan, medan nackdelen är att man kanske gör oåterkalleliga val utan att vara medveten om det. Dessa beslut kan vara felaktiga eller dåligt underbyggda. Fobier av olika slag t.ex. ormskräck är ofta associerade med minnesbilder där en olycka eller farlig situation lagrats i det associativa minnet. Vilket kan framkalla obefogad rädsla bara genom att man ser en pinne liggande på skogsstigen.

En annan omedveten påverkan av system 1 är prajming (undermedveten påverkan), vilket är en effekt där man omedvetet påverkas i sina beslut av t.ex. ord, bilder eller reklam som man observerat utan att vara medveten om dem. Prajming sätter igång de associerade tankarnas nätverk och medför associationsbanor i enlighet med det prajmade ordets innehåll. System 1 drar snabba slutsatser och är mer okritiskt till snedvridningar och systematiska fel än system 2 och mer känsligt för humörsvängningar som gör personen mindre vaksam och benägen att begå logiska misstag.

System 2 (logiska överväganden) har generellt en lägre beräkningskapacitet än system 1, men besitter förmågan till ansträngande intellektuella aktiviteter som kräver uppmärksamhet. Om system 1 inte har något snabbt svar på en fråga aktiveras system 2 som riktar uppmärksamheten och söker i minnet efter svar. System 2 använder arbetsminnet för mellanresultat och gör komplexa beräkningar, jämför, planerar och väljer ut logiska lösningar eller beslut. System 2 har även en övervakande funktion över resultat från system 1, där system 2 godkänner förslag, ger intryck, intentioner till övertygelser och förmedlar impulser till viljehandlingar, där även hänsyn tas till självbehärskning. System 2 arbetar även efter att genomföra aktiviteter med minsta möjliga ansträngning. Generellt så försämrar ett högt tempo och stress tankeförmågan i system 2. När system 2 arbetar förbrukas mycket druvsocker i hjärnan, varför man vid intellektuellt arbete kan känna sig trött och behöva tillföra kolhydrater.

Intuitiva beslut

Gary Klein är en annan i USA verksam psykologiforskare som intresserat sig för hur experter fattar intuitiva beslut i miljöer där snabba beslut måste fattas inom yrken som brandbefäl, akutsköterskor eller helikopterpiloter och där besluten ofta gäller liv eller död. Klein hävdar att forskning inom dessa områden måste göras direkt i den miljö där besluten tas och kan inte ersättas av experiment i en laboratoriemiljö där tidspress och resultat inte har samma avgörande betydelse.

Klein startade 1978 det egna företaget Klein Associates Ltd som var inriktat mot forskning inom hur beslutsprocesser görs ute i verkliga ofta tidspressade miljöer. Företaget erhöll ett kontrakt från U. S. Army Research institute 1984 med uppdraget att undersöka hur beslut görs av experter under extremt tidpressade omständigheter och där besluten påverkar liv, död och egendomsskador. Arbetet utmynnade i en teknisk rapport (Technical Report 796, 1988, Rapid Decision Making on the fire ground, ref. 5.4) riktad till beställaren U. S. Army Research institute som utgående från rapporten implementerade den föreslagna modellen (RPD) i Armens instruktioner för beslutshantering i kommando/kontroll centraler.

Klein beslutade att en lämplig grupp av experter att studera var brandbefäl som är ansvariga för att leda personal och hantera resurser vid brandplatser och även andra olyckor dit brandkåren alarmeras. I studien intervjuades 26 brandbefäl med lång erfarenhet av brandbekämpning (I medeltal 23,2 års erfarenhet i yrket). Djupintervjuer gjordes angående 32 kritiska olyckor med varierande förlopp och man inriktade frågorna på hur brandbefälen tog sina beslut vid framkomsten till olycksplatsen. Forskarna identifierade 156 beslutstillfällen varav 132 inom tidsramen 1 minut.

När studien startade antog forskarna att brandbefälen tog beslut enligt vanlig deduktiv logisk process där ett antal alternativ gicks igenom innan beslut om hur elden skulle angripas. När Klein frågade ett brandbefäl om vilka beslut han hade tagit, fick han en frågande blick och beskedet "jag har inte tagit några beslut". Klein identifierade att brandbefälen inte listade upp ett antal alternativ som skulle gås igenom, utan gjorde en total bedömning av hur hela brandsituationen såg ut och direkt frammanade en minnesbild av erfarenheter från de många hundra tidigare bränder med liknande utseende som han deltagit i. Forskarna kallade detta en prototyp och därmed beslutade brandbefälet intuitivt åtgärder enligt gängse metoder som gällde för denna brandtyp. Av de 156 beslutstillfällena så berörde 127 av besluten hantering av en sådan prototypbrand. Beslutsmetoden innebär att ingen medveten undersökning görs, utan en omedelbar igenkänning av mönster (brandtyper) gjordes och bekämpningen startade därefter omedelbart enligt ordinarie rutiner. Brandbefälet ställde frågan "Vad händer" vid framkomsten till brandplatsen och ett antal intryck analyseras sekundsnabbt som öppen brand, rökutveckling, intensitet o.s.v.

I rapporten redogör Klein om ett fall där brandbefälet själv ansåg att han hade tagit beslut som bottnade i en ESP (extrasensorisk perception) upplevelse, vilket Klein kunde analysera och förklara som en konsekvens av expertens erfarenhet.

Besättningen kommer fram till en brand på baksidan av ett hus. Brandbefälet bedömer att det är en brand i husets kök och skickar in brandmän med vattenslang för släckning i köket. Trots begjutning med vatten verkar inte branden avta på normalt sätt och brandbefälet stående i vardagsrummet blir förbryllad över brandens ökande intensitet trots vattenbegjutningen. Brandmännen retirerar för att omgruppera. Brandbefälet fick en obehaglig känsla att brandförloppet inte var normalt och beordrade brandmännen att snabbt dra sig tillbaka. Inom en minut rasade golvet i huset ner i källaren och hade medfört fara för brandmännens liv om de varit kvar därinne. Efteråt insåg brandbefälet att brandförloppet inte skedde enligt hans första bedömning av branden. Branden visade sig vara i källaren och därmed påverkade vattenbegjutningen inte branden normalt, värmen i vardagsrummet var också förhöjd och det normala ljudet från branden var ovanligt lågt. Det var detta mönster som inte matchade brandbefälets erfarenhet av liknande bränder och medförde det intuitiva beslutet om evakuering. Brandbefälet ansåg att han hade haft en ESP upplevelse som räddade kollegernas liv, medan Klein identifierade att de bakomliggande faktorerna istället var att branden inte matchade tidigare erfarenhet och därmed evakuerades huset snabbt.

Kleins förklaringsmodell av hur brandbefälenens intuitiva beslut byggs upp inbegriper en lång tid där erfarenheter från tidigare bränder som lagrats i minnet och även hur man framgångsrikt bekämpat bräder. Detta är ett implicit lärande och när man står inför en ny brand så letar man intuitivt efter en matchning mot tidigare erfarenheter. Erfarna brandbefäl har en hel uppsättning tidigare brandförlopp lagrade som hjälper till att lösa hur

131

angreppet skall utformas, medan en ny brandman behöver hjälp av regler för att veta vad som skall göras.

Metoden innebär en singulär aktivitet där man inte jämför olika alternativ utan identifierar ett troligt möjligt angreppssätt och utvärderar genomförbarheten till framgång och väljer direkt aktiviteten om den tros klara uppgiften även om metoden inte är optimal. Om brandbefälet inte snabbt hittar ett prototypfall, så startar en mental simulering där han föreställer sig vilka konsekvenser ett tänkt scenario skulle ha. Om resultatet av simuleringen verkar tillfyllest genomförs aktiviteten annars förkastas sceneriet och en ny mental simulering genomförs.

I rapporten identifierade Klein en modell för beslutsfattande som istället för att analysera ett antal parallella alternativ som sedan jämförs för val av angreppssätt enligt figur 5.1, så hanterar brandbefälen ett angreppssätt där någon liknande prototypbrand väljs ut och snabbt konstateras med mental simulering om metoden är tillfyllest. Annars väljs ett nytt prototypfall tills man känner sig nöjd med troligt utfall (se figur 5.2), varefter branden angrips.

132

Val　　　　　　Alternativ

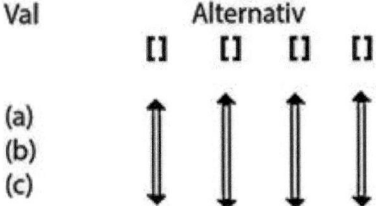

Figur 5.1 Alternativa val

Val　　　　　　Alternativ

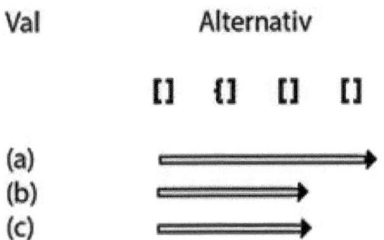

Figur 5.2 Sekvensiella alternativ

I rapporten föreslås en beslutsmodell som kallas Recognition-Primed Decision modell enligt figur 5.3.

Figur 5.3　　　Recognition-Primed Decision Modell (RPD)

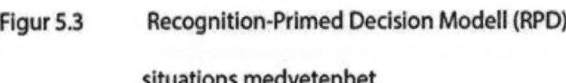

situations medvetenhet

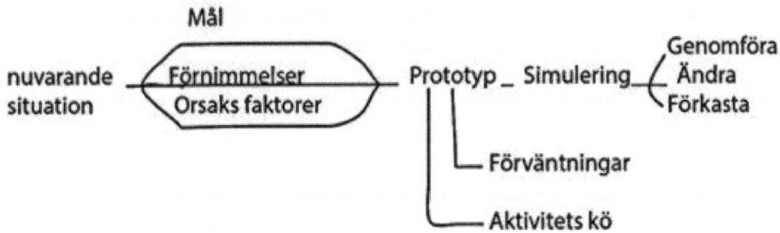

133

Den viktigaste beslutspunkten är att ställa frågan "Vad händer" och få en korrekt situationsmedvetenhet där förnimmelsen av brandförloppet från alla sinnen (syn, hörsel, lukt, temperatur o.s.v.) och från eventuella vittnespersoner på platsen sammanvägs till ett intuitivt intryck för att välja rätt protypbrand. Den expertkunskap som brandbefälen använder bygger på 10, 15 eller 20 års erfarenhet som byggt upp en minnesbas av mönster (brandtyper) som medför att de snabba beslut som måste ske kan göras på ett intuitivt sätt. Dessa intuitiva beslut fattas delvis omedvetet av system 1, men måste övervakas av system 2, så att inga uppenbara misstag begås. Den andra viktiga faktorn är förväntningarna på hur gjorda åtgärder på den aktuella branden har utfallit, där system 2 kan verifiera att den valda prototypbrandens förlopp från den mentala simuleringen överensstämmer med aktuellt läge.

Intuitionen handlar om kompetens och det som kallas tyst kunskap, vilken lärs in implicit, medan explicit kunskap är en medveten faktakunskap. Tyst kunskap handlar bl.a. om vår förmåga att ta in alla förnimmelser kopplad till en viss händelse, förmåga till mönsterigenkänning, förmåga till att se avvikelser i typiska mönster och att vi har mentala modeller hur saker fungerar.

Utfallet i det beskrivna fallet med köksbranden visar att brandbefälets första beslut om prototypbranden inte stämde, men när resultatet av bekämpningen inte följde den mentala simuleringen, så utrymdes huset, då brandbefälet konstaterade avvikelse från förväntat resultat.

Daniel Kahneman och Gary Klein har något skilda åsikter angående intuitiva beslut bl.a. då Kahneman genom en serie experiment visat på risken för många typer av snedvridningar (Bias) från system 1 som hanterar intuitiva budskap. Ett tankeutbyte mellan Kahneman och Klein angående synen på intuitiva beslut under en 8 års period finns publicerat i en rapport, "Conditions for intuitive expertse: a failure to disagree" , se ref. 5.5. Kahneman menar att det måste finnas en viss regelbundenhet i den miljö man bedömer som expert för att kunna ge en säker bedömning, men medger att i brandbefälens fall så gäller intuitiva beslut på grund av den extrema tidspressen.

Citaten från Albert Einstein och James Clerk Maxwell i kapitlets inledning matchar expertmodellen med system 1 för intuitiva respektive system 2 för rationella beslutskriterier. När vetenskapsmän gör genombrott i forskningen till nya fysikaliska lagar, så ligger oftast faktainsamling under årtionden och kanske misslyckade experiment bakom ett antal associativa minnen där man plötsligt intuitivt hittar mönster till problemens lösning. Många gånger kan ett misslyckat experiment ligga bakom nya upptäckter som kan illustreras med fallet där Ian Fleming hittade penicillin i ett bortglömt prov, vilket ledde till utvecklingen av antibiotika för behandling av bakteriesjukdomar.

Expert forskning

I detta sammanhang kan man nämna forskningen angående expertkunskap som den svenske professorn i psykologi på Florida State University Anders Ericsson har genomfört. Ericsson studerade hur bl.a. musiker och schackspelare utvecklades i sina respektive förmågor till att ernå expertkunskap. Man ville utröna om det är det vanliga antagandet om talang eller medfödda anlag som var den utslagsgivande egenskapen för att nå högt i respektive expertområde.

Studier gjordes vid Berlins musikakademi med en undersökning av tre grupper violinelever, där grupp ett bestod av studenter som ansågs kunna bli solister i världsklass, grupp två av elever som var bra och en tredje grupp som ansågs kunna bli musiklärare. Gemensamt var att alla börjat spela violin i 7 års ålder, men i tonåren ökade skillnaderna. Vid 20års ålder hade grupp ett ackumulerat över 10000 timmars övning medan grupp två övat 8000 timmar och grupp tre 4000 timmar. En motsvarande amatörmusiker ligger på ca 2000 timmars övning i samma ålder. I studien konstaterades att bland de bästa violinisterna redan i tidig ålder tränade 50-60 timmar i veckan och att de övade mer ensamma (25 timmar/vecka) än de som ansågs lite mindre utvecklade som tränade enskilt 10 timmar/vecka.

Forskarna ansåg att den viktigaste ingrediensen i övningarna var att eleven hade kontakt med en violinlärare av hög klass som hela tiden gav eleven uppgifter som låg på gräsen av vad eleven klarade av (deliberate practice). Anders Ericsson konstaterade att för att nå de högsta nivåerna inom musik, så bör man ha tränat minst 10000 timmar och inga elever som inte övat så mycket nådde toppen. Man kom fram till att denna typ av övning med en succesivt stegrande svårighetsgrad (deliberate practice) gällde inom övriga fält och även att en ackumulerad erfarenhet under 10000 timmar krävs för att komma till en expertnivå i en verksamhet med någorlunda komplex struktur. För att vara effektiv så skall träningen vara så verklighetsanknuten som möjligt.

Vetenskaps journalist Malcom Gladwell har i en bok Outliners gjort undersökningar om vilka faktorer som ligger bakom att en person får framgång och blir högpresterande. Han konstaterar att det sociala sammanhanget och omgivningen är en viktig faktor när ett barn växer upp och t.ex. börjar spela ett musikinstrument. Om eleven väljer något som väcker intresse och omgivningen är stöttande och uppmuntrande underlättas framstegen, vilket behövs för att lägga ner de 10000 timmar som krävs för att bli solist i världsklass. Här ingår också en kompetent lärare som kan ge stegvis svårare övningar för att stimulera elevens lärande.

Egna erfarenheter efter 50 års verksamhet med konstruktionsarbete och felsökning i komplexa datorstyrda realtidssystem bl.a. i flygande radarstationer för jaktviggen och JAS projektet, pekar på att det intuitiva system 1 spelar en stor roll speciellt under problemlösning. En utvecklingsprocess startar med kunskapsinhämtning om vad konstruktionen skall klara av, vilket resulterar i en kravspecifikation. Ofta under konstruktionsarbetets fortskridande hamnar man i lägen där man inte vet hur det uppkomna problemet skall lösas, men efter en tids frusterande resultatlöst arbete med rationella argument, så dyker en intuitiv spontan lösning upp till synes utan intellektuell ansträngning. Speciellt vid avancerad felsökning i komplexa datorsystem, får en erfaren felsökare vägledning av de många tidigare lösta och åtgärdade felen i olika elektroniksystem som finns lagrade i det associativa minnet.

Inom de flesta företag finns personer med tyst kunskap som under decennier implicit byggt upp ett kunskapsområde som ofta är ovärderligt för att vidmakthålla företagets överlevnad, man kallar det ofta "att kunskapen sitter i väggarna". I radioprogrammet "Bildoktorn" finns experten "Bosse bildoktorn" som svarar på lyssnarnas frågor om problem med deras bilar. Bosse som har 50 års erfarenhet som bilreparatör ställer frågor om eventuella ljud, dofter eller avgasrök för att inringa felorsak på liknande sätt som brandbefälen tidigare i texten och kan oftast hjälpa lyssnarna tillrätta med intuitiva svar.

Intuition och kroppsspråk

En annan användning av intuition görs av estradartister som jobbar som mentalister. De har shower där man avläser personer från publiken och kan med hjälp av sin intuition "läsa personernas tankar" eller påverka personen till olika oväntade saker. En sådan artist är Fredrik Praesto som verkar i Sverige och som gett ut en bok om intuition (Intuition: en bok om hur du utnyttjar dina dolda resurser, 1997, Liber AB, ref. 5.6).

Praesto som ursprungligen var utbildad byggnadsingenjör beskriver i boken hur han genom en intuitiv känsla överlevde en byggarbetsplatsolycka och därefter övergick till en ny bransch som illusionist och mentalist. I boken redogör Presto inledningsvis för hur han arbetade som byggnadsingenjör vid ett brobygge av Klarabersviadukten i Stockholm. I Praestos jobb ingick bl.a. att kontrollera gjutningen av betongdelen ovanpå stämptorn som bygger upp bron. Efter att betongen pumpats upp i träformen måste man kontrollera att bron inte sjunker ojämnt under torkningen. Prestos jobb var att klättra upp i tornen och krypa in under träformarna med den stelnande betongen och läsa av ett antal skalor som skulle rapporteras till chefen. Vid den första kontrollen var resultat godkänt. När han skulle göra nästa kontroll kände han instinktivt att han inte ville dit upp, utan hela hans kropp sa ifrån "Du skall inte dit upp". Han hittade på ett antal andra saker som "måste" göras först för att dra ut på tiden, men tiden för att rapportera till chefen närmade sig. Han insåg att det inte skulle tas väl emot om han talade om sin obehagliga känsla och strunta i att klättra upp. Just då hördes en fruktansvärd smäll och träformen rasade ner som ett korthus och betongen krossades mot marken. En olycka som kostade miljoner men som tur var skadades ingen.

Efter en intern olycksfallsutredning visade det sig att snickarna som byggt gjutformen slarvat med antal spik som ritningarna föreskrev. Praesto som var med när gjutformen byggdes tror att han kanske omedvetet märkt att de här två snickarnas sätt att spika var annorlunda eller han kände några vibrationer i stämpformen som omedvetet påverkade honom. I analogi med det tidigare redogjorda fallet med brandbefälet som utrymde huset innan golvet kollapsade kan man se fallet med gjutformarna. De intuitiva omedvetna faktorerna som har uppfattas ligger troligen bakom besluten som räddade liv i dessa båda fall.

I sin nya roll som mentalist har Praesto finslipat sin intuition till att känna av kroppsspråket från de personer som tas fram ur publiken vid sina shower. Ett nummer som ofta genomförs är att fem personer ombeds att rita var sin godtyckliga figur på var sitt ritblock utan att han kan se figurerna. Därefter ställs de fem tavlorna fram och Praesto frågar respektive person om det är han som ritat bilden och samtliga skall svara nej. Praesto kan därefter peka ut vem som gjort respektive figur med hjälp av de reaktioner som han registrerar i kroppsspråket. Ett annat sätt att påverka försökspersonernas val i en valsituation, är att visa figurer eller siffror som försökspersonen omedvetet får via prajming, till att välja ett av mentalisten förutbestämt värde. Det prajmade talet kan t.ex. finnas i ett antal bilder som ingår i showen, men oftast utan att nämnas explicit. I nästa kapitel behandlas just ämnet hur det omedvetna kroppsspråket påverkar oss och kan utnyttjas av mentalister och även av försäljare och i förhandlingssituationer.

I detta kapitel har ett antal synsätt och förklaringar getts på hur intuition påverkar oss i "Den Omedvetna Zonen". Det finns en stor omedveten kapacitet i hjärnan som hjälper oss att lösa komplicerade sammanhang och problem, vilket kända vetenskapsmän ofta har förklarat sig använda när deras upptäckter gjordes. Experter inom olika områden har lagrat stora mängder av tidigare problemlösningar, vilka via intuition finns snabbt tillgängliga för att lösa nuvarande uppgifter eller avråda från tidigare misslyckade insatser.

Det är viktigt att inte helt lita på intuitionen utan system 2 bör kontrollera rimligheten i föreslagna åtgärder då risk för olika snedvridningar i system 1 föreligger. I samband med intuition pratar man ofta om magkänsla som många anser är kopplad till det omedvetna intuitiva medvetandet i system 1. Man talar om "fjärilar i magen" när man t.ex. ställs inför en uppgift där man skall hålla ett anförande inför en stor publik. Det finns en stark koppling mellan magen och hjärnan via vagusnerven som förbinder ett stort antal inre organ med hjärnan. Det enteriska nervsystemet i magen kallas ofta "the second brain", då den innehåller mer än 100 miljoner nervceller som styr tarmarnas arbete och kan signalera till hjärnan om status och eventuella magproblem. I avgörande situationer som att bestämma om nytt arbete, ny livspartner och boendemiljö, så tror jag det är nödvändigt att magkänslan inte negligeras, utan att man försöker förstå de bakomliggande orsakerna till den. Som tidigare exempel visat, så kan det i extremfall rädda liv. I nästa kapitel tas kroppspråket upp som en källa till varseblivning, vilket ofta ligger till grund för intuitiva känslor och påverkan av beslut.

Kapitel 6 Kroppsspråket

Den omedvetna kommunikationen

Som människor interagerar vi varje sekund med omgivningen och speciellt när vi samtalar med andra människor i sociala sammanhang, så finns det många omedvetna signaler i "Den Omedvetna Zonen" som vi fångar upp och som styr våra reaktioner på olika sätt. Redan när vi är små barn så härmar vi våra föräldrar och när de ler, så ler vi automatiskt tillbaka.

Senare tids forskning av en grupp italienska forskare under ledning av Giacomo Rizzolatti vid universitetet i Parma, pekar ut en del neuroner i hjärnan som kallas spegelneuroner och som kan sägas ligga bakom den unika förmågan till mänsklig medkänsla (Artikel i Brain 1996, ref. 6.1). Forskarna studerade apor (makaker) för att mäta hur hjärnan styr målinriktade handlingar, som att gripa objekt, genom att spela in signaler från individuella nervceller i den motoriska delen av hjärnan, när apan grep matbitar. Vid ett av experimenten sträckte sig en av forskarna efter en banan och samtidigt reagerade nervceller hos apan. Forskarna blev förvånade av att de motoriska nerver som styr muskler reagerade på apans synintryck. Fortsatta experiment visade att nervceller gav samma signaler när apan utförde en rörelse som om den såg någon annan göra en liknande rörelse. Även ljudet när någon annan åt t.ex. en jordnöt fick apans nervceller att reagera som om den själv åt jordnöten. Nervcellerna i apans hjärna simulerade signaler som motsvarade att apan själv utförde handlingen.

Den fortsatta forskningen har visat att människans hjärna beter sig på liknande sätt och det finns större områden med specialiserade spegelneuroner i människohjärnan. Resultaten pekar på att vi med hjälp av spegelneuroner kan sätta oss in i andras tillstånd, vilket i förlängningen kan innebära att vi kan lära in avancerade motoriska färdigheter genom att betrakta andra. Försök har gjorts med nybörjare i golf som fått lära sig golf genom att se andra spelare på datorskärmar spela golf och därmed i hjärnan simulerat de nervbanor som inbegrips i golfspelet.

I experiment har man sett att spegelneuroner kan identifiera avsikten med en handling. Experiment med aporna visade att det är olika nervceller som registrerar en hand som flyttar ett äpple eller en hand som för äpplet mot munnen för att äta. Forskaren Christian Keysers har identifierat att det finns spegelneuroner i människohjärnan som kan spegla handlingar, intentioner och rena känslor. Han konstaterar också att forskning visat att graden av empati hos en människa kan kopplas till hög aktivitet i spegelneuroner, vilket påverkar graden av medkänsla hos en individ. Spegelneuroner har blivit att stort forskningsfält, som visat att Brocas område i hjärnan, som styr den motoriska talförmågan, innehåller många spegelneuroner och är central för språkinlärning hos barn. Detta kan vara en förklaring till barns språkutveckling då de först lär sig tala genom att härma musklernas rörelser i ansikte och mun.

När det gäller kroppsspråk så ligger troligen förklaringen till att vi i olika situationer härmar personer som vi betraktar, t.ex. gäspar, skrattar eller speglar kroppspositioner, i aktivitet i våra egna spegelneuroner, som speglar den personens rörelser och känslor.

Ansiktsuttryck

Professor emeritus i psykologi Paul Ekman är en av pionjärerna när det gäller förståelse av kroppsspråk där han speciellt inriktat sig på ansiktsuttryck och gester. Tidigare ansåg forskningen att t.ex. uttryck för glädje och sorg var kulturellt betingade och inlärda. Ekman beslöt att utforska hur urbefolkningarna som inte haft kontakt med västerländsk kultur uttryckte sina känslor i motsvarande situationer och beslöt att 1967 åka till Papua Nya Guinea och besöka Fore folket som levde på stenåldernivå för att studera deras icke verbala beteende. Ekmans teori var att som Darwin förutspått, ansiktsuttryck är universella och delvis medfödda. Ekman filmade och spelade in på band hur invånarna reagerade i olika yttringar av glädje, rädsla och sorg i situationer som han iscensatte. Han hade också med sig ett galleri med bilder med porträtt av glada och ledsna amerikaner, där invånarna genom tolk skulle förklara deras tolkning av känslor. Ekmans utvärdering av det insamlade materialet visade att Fore folkets miner i olika situationer överensstämde exakt med våra egna miner i västvärlden.

141

Detta pekar på att eftersom de elementära emotionerna som glädje, sorg, rädsla och vrede uttrycks lika överallt, så är de medfödda.

Ekmans fortsatta forskning inriktades på att kartlägga alla de möjliga ansiktsuttryck som kan framkallas av olika muskler i ansiktet och skapa ett bibliotek för igenkänning av dessa ansiktsuttryck. Tillsammans med forskaren W Friesen skapade Ekman 1978 det första heltäckande verktyget för att objektivt mäta ansiktsrörelse vilket gavs namnet Facial Action Coding System (FACS). I systemet tilldelas varje ansiktsrörelse ett nummer där t.ex. "9" betyder rynka näsan och "15" betyder pressa ihop läpparna. En känsla kan uttryckas genom att flera ansiktsrörelser kombineras som t.ex. sorg uttrycks 1+4+15, där "1" betyder inre ögonbryns rörelse och "4" ögonbrynens sänkning. Graden av uttryck anges med en bokstav A ... E där E är maximalt uttryck. Totalt är 46 olika ansiktsrörelser möjliga att ange och dessutom finns ytterligare nummer för huvudrörelser och position av huvudet. Ur kroppsspråkssynpunkt är de här ansiktsuttrycken normalt inte under medveten kontroll utan speglar personens känsloläge. De stora känslorna som t.ex. sorg, glädje och ilska uttrycks normalt under längre tider från sekunder till minuter och kallas Macrouttryck.

Forskningen inom detta område har inriktats mot något som kallas Microuttryck. Man har gjort inspelningar av ansikten under experiment där personen medvetet skall ljuga om vissa saker t.ex. att ha tagit pengar ur ett kuvert. Forskarna kunde i "slow motion" observera att försökspersonerna i samband med att de ljög har kortvariga uttryck i ansiktet under delar av en sekund, typiskt 1/5 sekund, där man omedvetet visar vad man egentligen tycker i frågan man ljög om t.ex. avsky. Paul Ekman har systematiserat denna forskning till utbildnings paket där gränspoliser och förhörsledare utbildas till att kunna känna igen när misstänkta personer ljuger genom att identifiera Microuttryck i deras ansikten. Utbildade förhörsledare granskar videoinspelningen av förhöret med den misstänkte och granskar Microuttrycken i "slow motion" under uppspelningen. Utvärderingen av en 10 minuters inspelning kräver ca tre timmar för en van förhörsledare.

En intressant utveckling av igenkänning av ansiktsuttryck görs av Marian Stewart Bartlett som är professor vid University of California, San

Diego, och forskar vid Institute for Neural Computation (UCSD). Forskningen berör algoritmer för att känna igen ansiktsuttryck enligt Paul Ekmans kartläggning FACS. Institutets forskning är inriktad på att i realtid kunna utvärdera naturlig kommunikation som t.ex. visuell, audiell eller taktil kommunikation.

Ett antal projekt pågår för att realisera datoralgoritmer inom följande områden:

- Automatisk tolkning av ansiktsuttryck enligt Facial Action Coding System (FACS).

- Automatisk analys och klassificering av lögnare enligt FACS.

- Igenkänning och följning av ansikten i realtid.

- Igenkänning och följning av vissa sjukdomar (t.ex. autism).

- Automatisk röstigenkänning.

- Sociala robotar för klassrumsinlärning.

Forskningen angående automatisk registrering av ansiktsuttryck finansieras av säkerhetsorganisationen "Homeland Security" i USA och resultaten väntas kunna användas av förhörsledare och vid bevakning av flygplatser i USA. Redan finns datorprogram med liknande utvärderingsresultat av lögnare som vana förhörsledare besitter. Ytterligare forskning pågår där man med hjälp av en IR-kamera kan kartlägga varma punkter i ett ansikte under förhör och se förändringar bl.a. runt ögonen när personen ljuger. Forskning där man kombinerar en vanlig kamera med en IR-kamera för att ytterligare höja säkerheten i att bedöma när någon ljuger görs via datorfusion där de båda informationerna korreleras.

Forskningen har resulterat i att man identifierat sju grundläggande emotioner: sorg, glädje, rädsla, ilska, avsmak, förvåning och förakt som man kan uttrycka i olika grad genom bl.a. talet, ansiktsuttryck, Microuttryck, gester, blickar, hållning och röstläge. Biblioteket över möjliga ansiktsuttryck innehåller ca 10000 olika kombinationer varav ca 3000 ingår i naturligt beteende och ca 100 används i ett normalt samtal. Ur kroppsspråkssynpunkt är tydningen av ansiktsuttryck en källa till att läsa av vad en person verkligen tycker och mycket användbar för t.ex. mentalister när de i shower läser av de medverkandes Microuttryck för att " läsa deras tankar".

Kroppsspråket har också en kulturell dimension där man t.ex. kan tolka gester annorlunda i olika länder och där den nära komfortzonen kan variera stort, som i Indien där man går mycket närmare personer man talar med än i t.ex. norden. Forskaren Edward Hall införde 1966 termen "proxemics" för studiet av det naturliga avståndet mellan människor som interagerar med varandra. Han identifierade fyra olika avstånd som i västvärlden avslöjar relationen mellan de inblandade i samtalen.

- Ett intimt avstånd om ca 50 cm är reserverat för älskare, barn eller nära familjemedlemmar och vänner.

- Personligt avstånd ligger mellan ca 50 cm och 1,2 m och används vid samtal med vänner, kolleger eller gruppdiskussioner.

- Socialt avstånd varierar från ca 1,2 m till 2,4 m och är reserverat för främlingar, nybildade grupper och nya bekantskaper.

- Offentligt avstånd varierar från ca 2,4 m till 8 m och används vid tal, föreläsningar och teater.

Om man kommer för nära det intima avståndet vid möte med en främling, kan det uppfattas som aggressivt beteende och utmynnar ofta i obehagskänslor inför situationen. En annan aspekt som påverkar kroppsspråket kan vara betingat av konventioner i ett specifikt land, där man t.ex. i Italien är van att uttrycka sig yvigt i diskussioner, medan man i Japan har idealet att maskera sina känslor offentligt genom att artigt le och buga i många situationer.

Kroppsspråkets betydelse

I tidningar och artiklar angående kroppsspråk anger man ofta att förhållandet mellan hur vi kommunicerar med varandra sker 55 % med kroppen, 38 % med rösten och bara 7 % med orden. Forskaren Albert Mehrabian (professor emeritus i psykologi) som i en rapport 1967 angivit dessa siffror har kraftfullt dementerat att detta skulle gälla generellt för kroppsspråk. Den aktuella rapporten gällde experiment där man medvetet gjorde påståenden där kroppsspråk och/eller tonfall motsade de talade orden. Albert Mehrabian fann att den verbala komponenten i vanlig kommunikation var ca 35 % och icke-verbal ca 65 % av kommunikationen. En anmärkning kan vara ett det måste variera stort då t.ex. en clown eller mim-artist använder nära 100 % kroppsspråk, medan en komplicerad föreläsning i t.ex. matematik eller fysik betonar begreppen i den verbala kommunikationen.

En popularisering av kroppsspråk under 1970 talet initierades av den populärvetenskaplige författaren Julius Fast genom utgivandet av boken" body language", 1970, se ref. 6.2. En av de uppmärksammade slutsatserna var hur John Kennedy besegrade Richard Nixon i presidentvalskampanjen i USA 1960. En ny komponent i valkampen var att debatter i TV mellan kandidaterna kom att spela en avgörande roll i John Kennedys favör. Det visade sig att de som följt debatten via radio hade Nixon som den som vann debatten, medan de som sett debatten på TV hade Kennedy som vinnare. Kennedy hade ett bättre kroppsspråk medan Nixon svettades ymnigt och såg ovårdad ut med flackande blick, såg Kennedy sval, elegant och säker ut med en fast blick. Uppenbart hade kroppspråket en avgörande betydelse i TV mediet. Ett liknande förlopp skedde under presidentvalskampanjen mellan Jimmy Carter och Gerald Ford 1976. I den första debatten vann Gerald Ford medan Carter vann den andra debatten genom media rådgivare som tränade in fast blick, öppnare kroppshållning, mer bestämda gester och bättre röstkontroll. Under valet 1976 i Sverige uppstod en liknande effekt där en stor valdebatt i Scandinavium i Göteborg mellan Olof Palme och Thorbjörn Fälldin kom att påverka valutgången. Närvarande vid debatten i Scandinavium ansåg att Palme vunnit debatten, medan den stora tittarskaran som sett debatten på TV ansåg att Palme hade ett kroppspråk som var arrogant och elakt medan Fälldin som var märkbart nervös och svettades fick tittarnas sympatier. För dagens politiker ingår medieträning inklusive kroppsspråk och PR-byråer för att ge maximal påverkan av speciellt TV publiken i debatter.

Medveten påverkan av kroppsspråket

En intressant aspekt angående kroppsspråk har kartlagts av forskaren Amy Cuddy verksam som docent vid Harvard Bussiness School och som har en doktorsgrad i socialpsykologi från Princeton University. Cuddy är känd för sin forskning om diskriminering, stereotyper, känslor och makt under bl.a. icke verbalt beteende (kroppsspråk) och dess inverkan på kroppens hormonnivåer som t.ex. testosteron och kortisol. I en rapport i tidningen Psychological Science 21, 2010 redogörs för experiment med försökspersoner som testas för riskbeteende och får genomgå en iscensatt anställningsintervju. Experimenten genomfördes under två olika förutsättningar där försökspersonerna i ena fallet under 2 minuter före försöket skulle inta kroppsställningar som innebär makt med rak rygg och dominant kroppshållning. I andra fallet skulle försökspersonen inta en underordnad kroppshållning under 2 minuter innan försöket med hopkrupen kroppsställning med korsade armar (Se bild 6.1, 6.2).

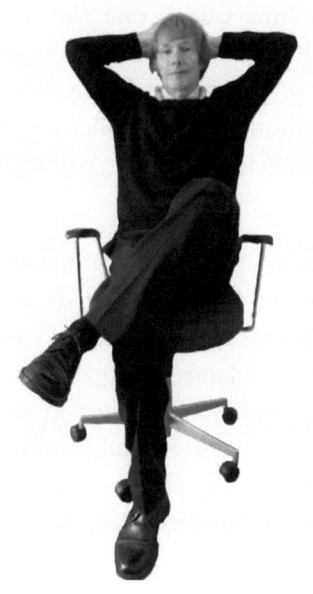 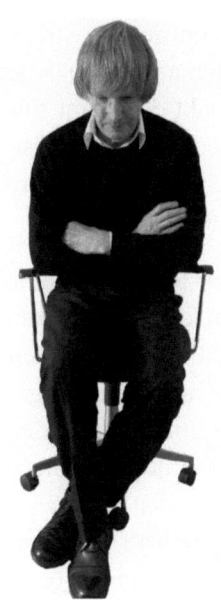

Bild 6.1 Dominant kroppsspråk   Bild 6.2 Underordnat kroppsspråk

Försökspersonerna gjorde först ett test där man bedömde hur riskvilliga de var. Av de personerna som före testet hade befunnit sig i makt dominanta tillstånd visade sig 86 % vara riskvilliga, medan de som intog en underordnad roll före test så var 60 % riskvilliga. Försökspersonerna fick också genomgå en iscensatt anställningsintervju under 5 minuter. Intervjuaren skulle inte ge någon feedback till försökspersonen under intervjun och testet genomfördes under stress. Genomgående ansåg intervjupersonerna att de försökspersoner som hade intagit en dominant tillstånd innan intervjun var de som skulle fått jobberbjudande. När man mätte hormonnivåerna för de två kategorierna av försökspersoner så ökade testosteron med 20 % för de dominanta och minskade med 25 % för de underordnande. När det gällde kortisol minskade det med 10 % för de dominanta och ökade med 15 % för de underordnande. Testosteron är hormonet som påverkar kroppen till tävlingsinstinkt, risktagande och socialt statustänkande, medan kortisol orsakar en negativ stress på kroppen. Amy Cuddy drar slutsatsen av experimenten att man själv kan påverka sitt agerande även genom att inta ett fejkat makt dominant tillstånd så kort som under ett 2 minuters intervall innan en viktig händelse som en anställningsintervju eller ett publikt föredrag och genom detta påverka hormonbalansen i positiv riktning för att kunna prestera på topp.

Alltså har forskningen klarlagt det viktiga i att som t.ex. fördragshållare förmedla ett kroppsspråk som förstärker och tydliggör det verbala budskap som man vill förmedla. Men även att läsa av sin publiks reaktioner som feedback på att budskapet gått fram. Som konstaterats i föregående kapitel angående intuition, så är det ofta via kroppsspråket vi känner av eventuell dissonans i det presenterade verbala uttrycket. Amy Cuddys forskning visar också på den viktiga aspekten att vi själva kan påverkas av vårt eget kroppsspråk och att vi kan utvecklas genom att inta önskade maktpositioner genom affirmation inför viktiga presentationer.

Under senare år har det i TV medierna trätt fram olika experter som gått under beteckningar som hästviskare, hund eller katt psykologer vilka är uttolkare av respektive djurs kroppsspråk. Det är frapperande hur en hästviskare via sitt kroppsspråk och uppträdande efter bara 5-10 minuters kontakt kan få en helt bångstyrig häst, som inte har kunnat hanteras av sin ägare, till att lugnt trava runt och styras med lätt hand. Vi människor styrs också i hög grad av hur vi bemöts via kroppsspråket. Forskning har visat att när vi möter en ny främmande människa, så har vår intuition och tolkning av kroppsspråket på några sekunder skapat oss en föreställning om personens egenskaper som påverkar vårt förhållande till personen för framtiden. Klädsel och utseende spelar i detta sammanhang en stor roll. I yrken som t.ex. mentalskötare och polis spelar det stor roll hur man bemöter klienter med sitt kroppsspråk och psykologi, vilket som i hästviskarens fall kan lugna ner en akut situation eller vid fel kroppsspråk i värsta fall tvärt om eskalera beteendet. Ett talande exempel är en chefskurs i rationell dialog som jag deltog i, där man tränade att förhandla och övningen spelades in på video för granskning efteråt. För två av deltagarna spårade samtalet succesivt ur, då deras respektive kroppsspråk triggade motparten till sådana angrepp att deltagarna råskällde på varandra. Trots att det var en övning påverkades personernas fortsatta förhållande i deras normala kontakter.

Kroppsspråkets lexikon

Kroppsspråket är till sin natur färgat av olika inflytanden som kulturell påverkan och individuella särdrag, men också av universella mänskliga uttryck. Det finns en mängd litteratur om hur kroppspråk skall uttydas med detaljer, men i denna framställning ges endast några exempel på kroppsspråk som kan sägas vara universella. Här följer ett antal uttydningar av kroppsspråk i litteraturen.

- Ögonen: Pupiller, ögonrörelser.

- Kroppshållning: Rak rygg, kutig hållning, korsade armar, närmande, fjärmande m.m.

- Mimik: Ansiktsuttryck, miner, Microuttryck, Macrouttryck m.m.

- Röst: Tonhöjd, melodi, tempo, volym, fylighet.

- Gester: Hur vi använder, armar, ben, huvudrörelser för att signalera.

Ögonen är en av de viktiga icke verbala signaler där vi oftast har en medfödd förmåga att uttyda människors ansiktsuttryck. Vi kan ofta på avstånd känna att ha ögonkontakt med en person utan att kunna se detaljer i personens ögon. Pupillernas storlek är en markör som omedvetet speglar om vi känner engagemang och uppskattning när de vidgas. Däremot speglar de missnöje eller aggression när de drar ihop sig om inte omgivande starkt ljus påverkar. En flackande orolig blick eller omotiverat blinkande kan indikera att någon ljuger, men det beror på sammanhanget om man skall kunna avgöra att det inte är nervositet eller ögonproblem som ligger bakom.

Ögonrörelser sker inte bara när vi använder blicken för att följa ett visuellt stimuli, utan ögonen rör sig också när vi tänker på olika saker och även i en viss drömsömn kallad REM (Rapid Eye Movement). Ögonrörelser kopplade till hur vi tänker har inom hjärnforskningen kallats LEM, vilket uttyds Lateral Eye Movement. Inom psykologiskolan NLP (Neuro Lingvistisk Programmering) så har Richard Bandler och John Grinder gjort forskning på hur ögonrörelser uppstår när vi tänker på olika saker och skapat en modell kallad EAC (Eye Accessing Cues) där man ger uttydning av ögonrörelser. Enligt modellen när man tänker på att ta fram en minnesbild från hjärnan så rör sig ögonen åt vänster. När man konstruerar en ny bild så går ögonen åt höger. Man skiljer också på om man tittar uppåt då det gäller en bild eller rakt åt sidan då det gäller ett ljud. Nedåt höger för en fysisk sensation/känsla eller slutligen nedåt till vänster när man genomför en inre dialog. När det gäller att kunna avslöja en lögnare, så indikerar en blick uppåt åt höger att man konstruerar något nytt som kan vara en lögn. En blick nedåt till vänster indikerar att man tänker igenom något för sig själv eller ett logiskt resonemang. Nyare forskning har ifrågasatt EAC modellen, men många hävdar att modellen är praktiskt användbar.

Kroppshållning: Det första man ser när man möter en människa är hur den allmänna kroppshållningen ser ut. Den förste att beskriva olika kroppshållningar i sin bok Principles of Psychology, 1890, ref. 6.4 var den amerikanske fysiologen och Harvard professorn i psykologi William James som studerade människans olika kroppsställningar och identifierade fyra olika grundläggande typer och deras psykologiska tolkningar.

- Öppen, förtroende: En upprätt rak kroppshållning som ger ett dominerande och stolt uttryck och visar på självförtroende.

- Hopkrupen: En hopkrupen hållning som indikerar besvikelse, undergivenhet, uppgivenhet och kan vara uttryck för en depression.

- Närmande: En framåtlutad kroppshållning som indikerar intresse och en varm personlighet.

- Tillbakalutad: Motsatsen till närmande som visar på blyghet eller en uttråkad person med kylig framtoning.

William James framhöll i sin forskning att det finns ett ömsesidigt beroende mellan känslorna och dess uttryck i kroppshållningen, men även det motsatta att kroppshållningen kan påverka känsloläget.

Inom djurvärlden som för t.ex. apor så präglar kroppsspråket vilken rang en aphanne har inom flocken. Alfahannen har ett dominerande uppträdande genom att visa sig stor och kraftfull med bred bringa och t.o.m. bulta sig för bröstet. Medan en hanne i lägre rang visar sig undergiven och kliar alfahannen på ryggen. Samma beteende kan spåras i kontakten mellan människor, där en maktmänniska ofta särbehandlas och visar dominans i kroppsspråket. Som nämndes tidigare så visar Amy Cuddys forskning att vi själva påverkas av vår egen kroppshållning, vilket indikerar att vi borde träna på att få en mer dominant framtoning i kroppshållningen för att lättare kunna påverka omgivningen i viktiga frågor och därigenom påverka det egna självförtroendet.

Redan när man hälsar på en ny person genom handskakning, kan man ibland känna att en viss maktkamp uppstått då ett dominerande onödigt hårt handslag kan markera någon form av irritation mellan parterna. Även om personen vänder handflatan nedåt kan det vara en dominant markering medan handen i en normal vertikal position indikerar ett intresserat mottagande. Hur man håller armarna kan också indikera olika känslor i ett

151

samtal, som t.ex. att stå eller sitta med armarna korsade framför sig kan vara en markering av avvisande eller ointresse.

Mimik: Ansiktsuttryck spelar en stor roll i hur vi upplever budskap och skapar kontakt i ett samtal. Som beskrivits tidigare i kapitlet så finns ca 100 olika ansiktsuttryck enligt FACS som vi använder vid ett vanligt samtal, men även hummanden, nickningar, höjda ögonbryn eller Microuttryck markerar att man uppfattar budskapet och medagerar i samtalet.

Röst: Hur vi använder rösten spelar också en stor roll och påverkar hur vi uppfattar budskapet vid verbal kommunikation. När det gäller talare är det viktigt att ha en lugn djup röst som är något melodisk och inte för monoton. Genom att variera tonhöjd och tempo kan man accentuera budskapet som man vill förmedla. Språkbruket avslöjar ofta tydligt från vilken bakgrund en ny bekantskap kommer ifrån, där dialekt och slangspråk är tydliga markörer. I situationer där man vill avslöja eventuella lögnare, så bör man lägga märke till röstförskjutningar som potentiellt kan påvisa lögnaktiga påståenden.

Gester: Människor i alla kulturer använder gester i olika sammanhang men här utfärdas en varning då innebörden kan variera mycket mellan olika länder. När vi tackar "ja" genom att nicka, så tolkas denna gest som ett "nej" i t.ex. Bulgarien, Turkiet eller Iran. En spontan gest vilken är generell är när en fotbollsspelare eller boxare sträcker ut båda armarna i en segergest efter ett mål eller en knock out. Däremot i en krigssituation eller polisingripande visar uppsträckta händer att man ger sig och överlämnar sig till övermakten och visar att man inte har något vapen i händerna. Gester med att t.ex. visa "fingret" är en gammal förolämpande gest där långfingret sägs symbolisera en fallossymbol. Men även "V"-tecknet hämtat från Churchill under andra världskriget som en symbol för fred eller vinst, kan tolkas olika beroende på om handens in eller utsida vänds mot betraktaren. I England bör handflatan visas utåt om den inte skall tolkas som "fuck You".

Som sagt så hänvisas till litteraturförteckningen om man vill fördjupa sig ytterligare i kroppsspråkets många detaljer.

Detta kapitel om kroppsspråk har visat hur vi omedvetet i "den omedvetna zonen" påverkas av alla nyanser som uttrycks i kroppsspråk som mimik, kroppshållning, ögonrörelser, röst och gester. När vi intuitivt uppfattar dissonanser mellan verbal och icke-verbal kommunikation, så blir vi ofta misstänksamma och på vår vakt mot eventuella lögner. Spegelneuroner i vår hjärna som speglar handlingar, intensioner och känslor hos personer vi betraktar, kan sägas ligga bakom människans unika förmåga till medkänsla. Vi anpassar oss också ofta vid samtal efter den andre personens kroppsspråk och tempo för att visa samförstånd och "vi-känsla". En lärdom från forskaren Emy Cuddy är att försöka påverka vårt eget kroppsspråk speciellt i viktiga situationer som t.ex. anställningsintervju eller som talare (även genom att fejka) genom att affirmera ett mer dominant kroppsspråk och därmed påverka hormonbalansen i kroppen för att vara i topp i situationen.

Kapitel 7 Biofeedback

Medveten påverkan av det omedvetna

Underrubriken för detta kapitel syftar på att det finns metoder för att påverka många av de omedvetna automatiska processer som reglerar kroppsfunktioner via det autonoma nervsystemet. Det autonoma nervsystemet består av två delar kallade det sympatiska respektive det parasympatiska nervsystemet. Det sympatiska nervsystemet påverkar de flesta av kroppens inre organ och aktiveras när kroppens krafter mobiliseras som i stressituationer eller när man känner rädsla och aktiverar stresshormoner som adrenalin och noradrenalin. Dessa reaktioner gör kroppen redo för att fly eller kämpa genom bl.a. ökad puls, mer blod till muskulaturen, ökat blodtryck och matsmältningen på sparläge. Normalt så reglerar det sympatiska nervsystemet bl.a. blodtryck och kroppstemperatur. Det parasympatiska nervsystemet är mest aktivt vid vila och lugna situationer för att bl.a. bygga upp kroppens reservlager och immunsystem. Det parasympatiska nervsystemet kan sägas ha motsatt effekt på kroppen än det sympatiska nervsystemet, vilket innebär ett återhämtande av kroppskrafter. Dessutom sker en uppbyggnad av kroppens reserver genom att bl.a. pulsen minskar, blodtrycket sjunker, salivproduktion ökar, matspjälkning och tarmrörelser ökar och den naturliga tömningen av tarm och urin aktiveras.

Under normala förhållanden tänker vi inte medvetet på alla dessa nervsignaler och hormonsvängningar som reglerar de inre organen som ingår i "Den Omedvetna Zonen". Men man har under årtusenden i yoga traditioner, meditationsskolor och med pranayama (andningsövningar) kunnat skapa medveten kontroll av många av det autonoma nervsystemets funktioner som andning, hjärtrytm, kroppstemperatur. Man har t.o.m. kunnat sänka ämnesomsättning och hjärtrytm till ett närmast dvalliknande tillstånd. I modern tid har man i den västerländska medicinska forskningen infört metoder att med elektroniska mätutrustningar visualisera olika aktiviteter i kroppen med hjälp av sensorer som mäter t.ex. hjärtrytmen och sedan presenterar denna information visuellt eller ljudmässigt. Man har myntat beteckningen biofeedback för dessa metoder dels från ordet bios som uttyds liv och feedback som betyder återkoppling. Metoden biofeedback bygger på att göra klienten medveten om den kroppsfunktion man vill påverka och genom återkopplingen från den uppmätta variabeln kunna styra dess aktivitet viljemässigt.

I samband med den snabba utvecklingen av elektroniska mätinstrument under 1950-1960 talen, så växte en intensiv forskningsaktivitet runt mätning av bl.a. musklernas elektriska signaler (EMG) och hjärnans interna elektriska signaler via EEG utrustningar. En av dessa pionjärer var den amerikanska forskaren Barbara Brown (1921-1999) som ursprungligen hade en doktorsgrad i farmakologi men sedan inriktade sig på psykofysiologisk forskning och verkade som professor bl.a. på University of California. Barbara Brown var med och organiserade en stor konferens angående feedback i Santa Monica USA 1969, där många av dåtidens ledande forskare deltog. Konferensen utmynnade i bildandet av organisationen The Biofeedback Research med Barbara Brown som den första presidenten. Barbara föreslog den nya beteckningen biofeedback för det nya forskningsområdet, vilket tidigare florerade under olika beteckningar som Muscle feedback, EEG feedback, Control of autonomic function m.m. Barbara Brown blev den som förde ut biofeedback forskningen ut till den allmänna publiken och utgav ett antal uppmärksammade publikationer och böcker om forskningsresultat och metodens möjligheter. Två av hennes böcker "New Mind, New Body" (Harper & Raw, 1974) och "Stress and the art of biofeedback" (Harper & Raw, 1977) berörde forskning om hjärnans elektriska aktiviteter med hjälp av EEG mätningar. Där man i ett omtalat experiment kunde styra ett elektriskt tåg med alfa vågor tagna från en försökspersons hjärna. Inriktningen emot att direkt mäta hjärnaktivitet via EEG för feedback styrning har kommit att benämnas neuro-feedback.

I sin bok "Psykets dolda makt", 1982, (se ref. 7.1) beskriver Barbara Brown hur metoden biofeedback tillämpas i två olika typer av experiment. Där man i fall 1 behandlar sjukdomen Raynauds syndrom, en sjukdom där handens blodkärl drar ihop sig på grund av överaktivitet i det sympatiska nervsystemet och dels fall 2 där försökspersonen kan påverka enskilda muskelceller med viljan. I fall 1 med Raynauds syndrom är ofta handen kall och blåfärgad med smärtor på grund av dålig blodcirkulation. Man ansluter biofeedback utrustningen som kontinuerligt mäter handens temperatur och blodflöde och presenterar dessa mätvärden visuellt eller ljudmässigt. Träningspassen inleds med att patienten får bakgrundsfakta om sjukdomens tillstånd och orsaker. Patienten får anvisningar om hur hon kan använda sitt psyke för att åstadkomma en temperaturförhöjning i handen genom visualisering, självsuggestion eller avslappningsteknik. Efter några träningspass lär sig patienten att reglera handens temperatur. När man frågar patienten hur de gör för att styra handens temperatur kan de inte beskriva hur det går till eller säger att de försätter sig i ett annat själstillstånd.

Detta är en tydlig demonstration av aktiv och avsiktlig omedveten inlärning på samma sätt som att lära sig cykla. Metoden innehåller ett flertal moment i sinnet där först en visuell uppfattning av den uppmätta temperaturen skall tolkas/värderas och sedan sammanställas med känslan av värme eller kyla. Den konceptuella informationen (instruktionen, bakgrundsinformationen och anvisningarna) och den biologiska informationen måste översättas till just det slags nervaktivitet som kan förenas med bestämda mekanismer i psyke och hjärna. Hela processen sker i det omedvetna, det är det omedvetna som styr kroppen och får den att utföra just den handling som patienten avsåg med att höja temperaturen i handen. I stort sett samma process förekommer oftast vid biofeedback inlärning för att kontrollera inre kroppsfunktioner.

I experiment 2 demonstreras psykets förmåga att mentalt styra enskilda celler i muskulaturen. Den elektriska aktiviteten i en muskelcell kan lätt mätas med en sensor på huden ovanför vald muskel. Med hjälp av förstärkare och ett oscilloskop kan den elektriska signalen till muskeln visualiseras till försökspersonen. När en genomsnittsindivid får denna information om muskelcellens arbete så lär sig personen att kontrollera muskeln och gör det förvånansvärt snabbt. Detta är så mycket mer förvånande när man inser att varje muskulär och elektrisk potential representerar aktiviteten i ett enda motoriskt neuron, d.v.s. varje motorisk enhet kontrolleraras av ett enda motoriskt neuron i ryggmärgen. Inlärningen kan ske på så sätt att personen får välja ut ett stimuli som till sin form, storlek och åtföljande ljudsignal kan identifieras på oscilloskopets skärm. Personen uppmanas att styra dess förekomst "på något mentalt sätt". Detta är vanligen all information eller instruktion personen får, men inom några minuter har han lärt sig att kontrollera den uppmätta storheten. Vanliga människor kan dessutom lära sig kontrollera ett dussin eller fler motoriska enheter individuellt eller i grupper. Även om det är häpnadsväckande att en individ på uppmaning kan lära sig detta så snabbt, är det än mer förvånande att en person lär sig att kontrollera cellerna utan att ha någon som helst information om vad som visas på oscilloskopets skärm. När man väl har lärt sig att kontrollera en kroppsfunktion genom biofeedback, så behövs inte längre biofeedback utrustningen, då man tränat in kontrollfunktionen i hjärnan och kan utföra den utan yttre stimulans.

Denna förmåga att styra muskler används t.ex. till proteser för personer som förlorat en arm och där man kunnat skapa en ny konstgjord motorstyrd arm som kan styras i liknande naturliga rörelser som för den ordinarie armen. Detta via avkänning med sensorer på huden av dessa motoriska nerver. När jag utförde mitt examensarbete på institutionen för medicinsk elektronik på Chalmers Tekniska Högskola 1978, så höll institutionen på med specialelektronik som mätte EMG signaler och filtrerade ut lämpliga EMG signaler för styrning av motorerna i en protes med flera frihetsgrader.

Under de senaste åren har utvecklingen inom biofeedback medfört att ett stort antal sensorer och elektroniska mätutrustningar tagits fram, där speciellt den snabba datorutvecklingen lett till sofistikerade möjligheter att presentera de uppmätta biologiska mätvärdena för att underlätta klientens perception och förståelse. I följande lista presenteras ett antal utrustningar och sensorer som används både för medicinska diagnoser av t.ex. hjärtsjukdomar, forskningsändamål, lögndetektorer, mätning av idrottsmäns hälsostatus/träningshjälpmedel och för biofeedback behandling av olika sjukdomar inklusive behandling av stress.

- Elektromyografi (EMG): EMG använder ytelektroder på huden ovanför en muskel för att mäta muskelaktions potentialer från underliggande skelettmuskulatur, som initierar muskelkontraktion. Signalerna är svaga i mikro volt området och är brusliknande och behandlas med förstärkare och filtrering för att bli användbara.

- Feedback termometer: Mätare av hudtemperatur med en termistor som sensor och kan mäta temperatur med stor noggrannhet (1/100 grad C). Normalt ansluts sensorn till ett finger eller en tå och klienten får en visuell eller ljudmässig indikation när temperaturen ökar eller minskar.

- Elektrodermografi (EDG): Mäter hudens konduktans och hudpotential med elektroder på klientens hand eller handled. Mätning av hudens resistans indikerar upphetsning, oro och kognitiv aktivitet, då hudresistansen minskar när man svettas. Dessa sensorer används sedan länge i samband med lögndetektorer.

- Elektroencefalograf (EEG): EEG mäter den elektriska aktiviteten i hjärnbarken via elektroder placerade i hårbotten. EEG använder ädelmetall elektroder och mäter spänningen mellan minst två elektroder i hårbotten, men oftast har man en mössa med ett större antal elektroder som kan visa aktiviteten i olika delar av hjärnbarken.

- Elektrokardiogram (EKG): EKG använder normalt elektroder placerade på bålen, vilka registrerar den elektriska aktiviteten i hjärtat och kontrollerar hjärtfrekvens och eventuella sjukdomar i hjärtats klaffsystem.

- Photoplethysmograf (PPG): PPG mäter blodflödet med en sensor fäst på fingrar eller tinning som mäter flödet med en infraröd ljuskälla som transmitteras genom eller reflekteras från vävnaden.

- Pneumograf: Består av ett flexibelt sensorband med trådtöjningsgivare som placeras runt bröstkorgen eller buken för att mäta andningsfrekvens.

- Capnometer: Mäter trycket av koldioxid i utandningsluften genom ett plaströr monterat i näsborren. Användes för kontroll av andningens kvalité.

- Rhevencephalograf (REG): REG mäter hjärnans blodflöde vid biofeedback. Elektroderna fästs på huvudet och mäter konduktiviteten hos vävnaden mellan elektroderna.

- Hemoecephlograf (HEG): Mäter skillnader i infrarött ljus som reflekteras från hårbotten och visar den relativa mängd syresatt blod och icke syresatt blod i hjärnan.

- Funktionell magnetresonanstomografi (fMRI): Metoden är en vidarutveckling av magnetisk resonanstomografi (MRI), men där man kan visa skillnaden i blodflöde i olika delar av hjärnan genom färgkodning av tomografibilden i realtid. För att generera en bild krävs exponering ca 2 sekunder.

- Diffusion tensor imaging (DTI): Metoden kartlägger hjärnans neurala nätverk genom att följa diffusion av vattenmolekyler i myelinhöljet till nervcellernas axoner (utsignaler).

- Magnetoencephalography (MEG): Utrustning som direkt mäter magnetiska fält utanpå huvudets skalp. Då signalerna från hjärnbarkens synapser är svaga måste MEG utrustningen användas i magnetiskt skärmade rum. Ger bra tidsupplösning men kräver att ca 50000 neuroner samtidigt är aktiva för god signalkvalite.

- Transkraniell Magnetisk stimulans (TMS): Utrustning med riktat magnetfält för påverkan av synapsernas funktion.

- Transkraniell Direct Current stimulans (TDCS): Utrustning för att injicera en svag likström för påverkan av synapsernas funktion.

I den fortsatta framställningen kommer ett antal tillämpningar inom nedanstående områden att beskrivas som exempel på den snabba utvecklingen av biofeedback metoder under de senaste årtiondena.

- Neuro-feedback

- Lögndetektorer

- Expert träning av hjärnan för att verka i "zonen"

- Datorstyrning för funktionshindrade

- Spel styrda av EEG signaler

Neuro-feedback

Inom biofeedback forskningen har det under senaste decenniet skett en explosionsartad utveckling inom området som benämns neuro-feedback. De nya sofistikerade utrustningarna för EEG och fMRT mätning har skapat helt nya möjligheter att kartlägga hjärnans olika områden och mäta var olika kognitiva och motoriska aktiviteter sker och i realtid visa de dynamiska förlopp som pågår i hjärnan.

Vid mätning av EEG signaler från klienten så kan man observera ett antal karaktäristiska vågformer i signalerna som speglar försökspersonens medvetandetillstånd. I tabell 7.1 visas en sammanställning och klassificering av de hjärnrytm signaler som man kan få vid EEG mätning beroende av klientens medvetandetillstånd.

Frekven-sintervall	Associerad med:	EEG
> 40 Hz Gammavågor	Högre mentala förmågor som problemlösning, rädsla och vakenhet.	
13–39 Hz Betavågor	Aktivt eller oroligt tänkande, aktiv koncentration, upprymdhet.	
7–13 Hz Alfavågor	Vaken avkoppling, förstadiet till sömn, yrvaket tillstånd, REM-sömn och drömmande.	
4–7 Hz Thetavågor	Djup meditation, sömn.	
< 4 Hz Deltavågor	Djup, drömlös sömn.	

Tabell 7.1 EEG vågformer (Källa: wikipedia.org/wiki/Elektroencefalografi).

De lägre frekvenserna i delta (<4 Hz) och theta vågorna (4-7 Hz) karaktäriseras av djup sömn eller djupmeditation och klienten är inte vid vaket medvetande. Intressantast är alfa vågorna (7-13 Hz) som kännetecknar en person med slutna ögon som är mentalt avslappad men ändå vaken, men förekommer även vid så kallad REM sömn som kännetecknas av snabba ögonrörelser med stängda ögonlock. Om personen öppnar ögonen eller distraheras av något försvagas alfa vågorna och istället aktiveras hjärnan och de snabbare beta vågorna (13-40 Hz) blir dominerande. Alfa vågorna visar

161

i vilken grad hjärnan befinner sig i ett tillstånd av avspänd uppmärksamhet som kännetecknar ett öppet och kreativt medvetandetillstånd där kontakt med känslor och det undermedvetna kan ge nya intryck. Undersökning av t.ex. yogis under meditation visar att förekomsten av alfavågor ökar. Vid djupmeditation i avancerade stadier av yogis sker en ökad förekomst av theta vågor (4-7 Hz). Mätning av EEG signaler visar att nivån av alfa vågor kan vara olika i den vänstra respektive högra hjärnhalvan. Den vänstra hjärnhalvan som hanterar verbalt, analytiskt och logiskt tänkande medan den högra hjärnhalvan hanterar emotionell, musikalisk och rumslig uppfattning medför att vänster hjärnhalva tänker i ord och begrepp medan höger tänker i bilder, känsla och förnimmelser. Normalt skiftar balansen i alfa vågor spontant mellan höger och vänster hjärnhalva beroende på vilken aktivitet som man utför.

Under den tidiga forskningen med hjälp av EEG mätning under 1950-1960 talen som utfördes av bl.a. professorn i psykologi Joe Kamiya vid University of Chicago gjordes i samband med sömnforskning även experiment där klienten skulle lära sig känna igen när alfa vågor producerades. Experimentet utfördes så att under tiden EEG mätning utfördes så ringde försöksledaren i en klocka vid olika slumpmässiga tidpunkter varvid klienten skulle svara A respektive B om han tyckte att alfa resp. beta vågor producerades. Försöksledaren gav direkt feedback om svaret stämde med EEG registreringen. Vid den första dagens experiment så fick man bara 50 % rätta svar vilket bara är rent slumpmässigt. Under andra dagen ökade utfallet rätt svar till 60 % och för dag tre till 80 %. Under dag fyra ökade rätt svar till 85 % och fortsatta försök med denna klient medförde att närmast 100 % rätt svar erhölls. Försöken visade att man via feedback kunde lära klienten att känna igen när alfa vågor producerades. Resultatet med andra försökspersoner varierade och för att se om direkt feedback kunde öka inlärningsförmågan skapades en biofeedback utrustning som mätte alfa förekomst i EEG signalerna och gav en audio ton när alfa vågor förekom. Med denna utrustning där klienten själv fick direkt återmatning vid förekomst av alfa vågor så ökade inlärningsförmågan och vissa klienter kunde skapa alfa vågor på kommando från försöksledaren och även flytta den dominerande alfa frekvensen 1 Hz. När försöksresultaten publicerades

162

med en artikel i publikationen "Psychology Today", 1968 fick den ett stort genomslag och skapade en boom i USA för EEG biofeedback utrustningar för träning av alfa vågor. Man trodde att träning av alfa vågor skulle medföra ett snabbt sätt att komma i nya meditativa medvetandetillstånd, men denna modetrend avtog ganska snabbt.

Professor emeritus Barry Sterman vid University of California. Los Angeles, som sysslade med sömnforskning under 1960 talet, upptäckte 1965 vid forskning med katter en ny typ av EEG vågor som kom att kallas SMR (sensorimotor rhythm) med rytmiska vågor i frekvensområdet 12-15 Hz. EEG elektroderna var placerade över de delar av hjärnbarken som hanterar kroppens rörelser och som kallas sensomotoriskt cortex. Vid försöken var elektroder inopererade i katternas hjärnor för att få så ostörda och lokaliserade EEG registreringar som möjligt. Försöken genomfördes med 30 katter som innan försöken fick mycket lite mat för att vara motiverade för belöningar i form av bröd och mjölk. Vid försöken placerades katten i en kammare med en spak som gav bröd och mjölk i en skål varje gång katten tryckte på spaken. Därefter infördes ett moment att då katten hörde en ton fick han ingen mat vid manövrering av spaken, men när tonen slutade fungerade spaken igen. Forskarna noterade att katterna kom i ett unikt sinnestillstånd, där de förhöll sig helt stilla men på helspänn som liknar det tillstånd katterna intar vid jakt på möss eller fåglar. Detta tillstånd karaktäriserades av EEG registreringar med signaler i frekvensområdet 12-15 Hz och som var lokaliserade från elektroder placerade i hjärnbarkens motoriska cortex. Försöken utvecklades ett steg vidare genom att spaken togs bort och katten fick mat när den själv producerade SMR vågor under en halv sekund. Efter träning kunde katterna få sin belöning där de själva kunde producera SMR vågor med sin vilja. Detta unika resultat rapporterades 1967 i den medicinska tidskriften "Brain Research" (se ref. 7.2).

Sterman blev kontaktad av rymdstyrelsen NASA angående att astronauter och arbetare som hanterade raketbränsle (monometylhydrazin, MMH) kunde få hallucinationer och svåra epileptiska anfall vid hantering av raketbränslet. Sterman använde 50 katter för de nya försöken varav 10 hade ingått i den tidigare SMR träningen. När katterna injicerades med raketbränslet så hamnade de i ett kaotiskt tillstånd och efter en timme fick de kraftiga epileptiska anfall. De tio katterna som ingått i den tidigare SMR träningen var bara de som undgick anfallen av någon anledning. Sterman insåg att de 10 katter som genomgått SMR träning hade stärkt sin hjärna, vilket hade höjt tröskeln i hjärncellerna för att hamna i ett epileptiskt anfall. Sterman började forska på patienter som led av epilepsi för att se om man kunde få samma effekt med reduktion av anfallen. En feedback utrustning som via att en grön lampa lyste vid SMR vågor och en röd lampa om SMR uteblev kopplades till patienten. Patienten tränades att hålla den gröna lampan tänd och den röda släckt. Resultatet blev överväldigande då de epileptiska anfallen minskade med 65 %. Resultaten publicerades i den medicinska tidskriften Epilepsia, 1978, "Effects of central cortical EEG feedback training on incidence of poorly controlled seizures" (se ref. 7.3). Idag är det en etablerad metod att behandla epilepsi patienter.

En annan forskare Professor emeritus Joel Luber vid University of Tennesse som studerat sjukdomarna ADD/ADHD med bl.a. överaktiva barn läste Stermans rapporter om behandling av epilepsi och insåg att liknande reaktioner av motoriskt cortex fanns hos överaktiva barn. Luber arbetade ihop med Sterman under ett år och studerade effekten av SMR på barn med ADHD diagnos. Barnen tränades med SMR feedback tills deras symtom avtog och visade att det var en lyckad metod för behandling av ADHD. Metoden användes idag för bl.a. behandling av ADHD.

Området med EEG styrd neurofeedback har utvecklats med nya metoder där man behandlar EEG signalerna med olika matematiska analyser som t.ex. fourieranalys, vilket benämns qEEG, som gett nya möjligheter för presentation av EEG resultat. Bl.a. kan man visa ett antal bilder som kallas "brain maps" där man delat upp EEG signalens frekvensinnehåll så att varje bild visar en färgkodad yta med qEEG signalens amplitud över cortex ytan för ett visst frekvensband t.ex. 12-15 Hz. Detta medför att man kan jämföra vissa standardiserade EEG signaler sparade i databaser för jämförelse vid behandling av sjukdomar som t.ex. epilepsi. EEG styrd neurofeedback har applikationer inom många områden som missbruksproblem, migrän, depression, autism, epilepsi och stroke behandling.

Genom de nya snabba datorerna och effektiva datoralgoritmer inom neurofeedback området under 2000 talet har nya magnetresonansutrustningar (fMRT) tagits fram som visar hjärnans varierande blodflöden som i realtid kan presenteras för klienten. Man kan dynamiskt visa översiktsbilder av hjärnan, där områden med hög blodgenomströmning kan färgkodas och därmed till skillnad från EEG registrering visa blodflödet tredimensionellt med högre upplösning i realtid. En av forskarna bakom de nya funktionella magnetresonans utrustningarna med realtidspresentation är Dr Christopher deCharms som i forskarteam varit med och utvecklat den nya delvis patenterade tekniken rt-fMRI (real time funktionell magnetresonans tomografi). Ett av områdena som man bedrivit forskning inom är behandling av patienter med kronisk smärta, där de vanliga behandlingarna med mediciner och akupunktur visat dåliga resultat med smärtlindring. I en studie som genomfördes vid Stanford University under rubriken "Control over brain accusation and pain learned by using real time functional MRI" redovisad I Proceedings of the National Academy of Science of the USA 2005, (se ref. 7.4), så ställer man två grundläggande frågor som man vill belysa med studien.

- Kan en person lära sig via feedback att kontrollera en utpekad del av hjärnan som är involverad i smärtupplevelser som benämns anterrior cingulate cortex (rACC).

- Kan personen viljemässigt påverka att minska smärtupplevelser i både en grupp friska personer respektive i en grupp med patienter med lånvarig kronisk smärta.

Experimenten startade med en grupp av 8 friska personer som undersöktes i en rt-fMRI utrustning. För att generera en smärtupplevelse så anslöts en datorstyrd enhet som applicerades på armen och som vid aktivering gav en värmepuls på huden. Försökspersonen fick gradera smärtnivån på en skala från 0= ingen smärta, till 10= den värsta tänkbara smärta. Man scannade försökspersonens hjärna under smärtaktiveringen och såg en stark reaktion i anterrior cingulate cortex (rACC). Man utförde ett antal försök där man bad försökspersonen att påverka hjärnaktiviteten när man fick presenterat en animerad eldslåga vars intensitet varierade med det uppmätta blodflödet till smärtområdet, via ett par datorglasögon. Resultatet visade att försökspersonen kunde påverka blodflödet via feedback och reducera smärtupplevelsen. Experimentet visade att den första och andra frågan kunde besvaras med ett ja. Därefter fortsatte experimentet med 8 patienter som led av kronisk smärta. Experimentet utfördes på samma sätt som med den friska gruppen, men nu instruerades patienterna att påverka deras egen kroniska smärta. Vid utvärdering av resultatet så fick man en övergripande reducering av smärtupplevelsen med 64 %. Fortsatta studier pågår inom olika områden som behandling av depression, stroke, ADHD och post-traumatisk stress.

Metoden med rt-fMRI har en stor framtida potential för behandling av patienter t.ex. med svårare kroniska smärttillstånd, då utrustningarna kräver stora lokaler, utbildad personal och är dyra investeringar. Det finns en potential att bygga programvarormoduler som kan anpassas individuellt för varje patient, där man kan välja hur presentation av feedback information skall ske och olika algoritmer för att analysera olika sjukdomstillstånd. I en framtid skulle en patient kunna få ett formulär innan behandling där man kan välja hur feedback informationen skall visas t.ex. en varierande eldslåga, varierande staplar med olika färger eller varierande toner och där behandlaren har tillgång till bibliotek med algoritmer för olika sjukdomstillstånd för styrning av lämplig datainsamling och presentation.

Lögndetektorer

Lögndetektorer i form av polygrafer har under lång tid använts i USA av den federala polisen FBI och underrättelseorganisationen CIA under förhör för att kunna avslöja eventuella lögner under förhören. Metoden i sig har ifrågasatts, men biofeedback utrustningarna har succesivt förfinats från tidigt bara omfatta EDG elektroder för mätning av hudkonduktans till att i dagens "polygrafer" ha minst 4 till 5 olika mätelektroder som EDG, penumograf som mäter andningsfrekvens. EKG eller blodtryck och ibland rörelse detektor från fot/ben. Mätningarna visas på en dataskärm i form av 4 kurvor som kontinuerligt visar den misstänktes reaktioner. När frågor ställs markeras deras tidpunkt på skärmen för att kunna relateras till respektive respons. Vid polygraf testning används olika frågetekniker för att kunna avgöra om och när den misstänkte ljuger. Den mest använda tekniken i test av misstänkt kriminella fall är CQT (control question test) med ja eller nej frågor, där jämförelser görs av polygraf utfall mellan relevanta frågor om brottet och kontrollfrågor. De relevanta frågorna är av typ "sköt du personen NN" medan kontrollfrågor är mer allmänna och ofta om tidigare företeelser som "har du någonsin avslöjat någon som litat på dig". Testen bygger på antagandet att en person som talar sanning reagerar mest på kontrollfrågor som är ställda på deras tidigare liv medan de relevanta frågorna vet de att de inte är berörda av. Medan antagandet för en skyldig person är att han reagerar starkare på de relevanta frågorna än kontrollfrågorna. Förhörsledaren som är speciellt utbildad för polygraf tolkning, inleder förhöret med att ställa kontrollfrågor för att se hur responsen ser under normal samtal innan han går in med direkta frågor om den misstänktes inblandning i det undersökta brottet. I litteraturen anges att de moderna polygraferna med rätt utbildad tolkare kan ha en sannolikhet upp till 90 % att utpeka lögner i förhör.

Som beskrivits med exempel i kapitlet kroppsspråk, så pågår ett flertal forskningsprojekt där man undersöker nya områden för detektering av lögner som datoranalys av ansiktets Microutryck, undersökning med fMRT av hjärnans blodflöde vid lögner och något som har kallats "brain fingerprins" där man med EEG registrering kan mäta en speciell puls i vågmönstret som kallas P300. Denna registrering indikerar att om en fråga ställs så genereras denna puls omedvetet när man tar fram ett lagrat minne ur hjärnan. Namnet "brain fingerprint" skall referera till motsvarande begreppet fingeravtryck som används som bevis i brottsutredningar. Forskaren Dr Lawrence Farwell har tagit fram patenterad datorstyrd utrustning för detektering av "brain fingerprint" signaler som använts i forskning för bl.a. CIA och FBI associerad med Harward Medical School. I flera rapporter bland annat: Farwell LA, Richardson DC, Richardson GM, 2008, "Brain fingerprinting field studies comparing P300_MERMER and P300 brainwave responses in the detection of concealed information", Cognitive Neurodynamics, (se ref. 7.5), redogörs för den patenterade metoden.

Klienten som undersöks förses med ett elektrodband runt huvudet och med en del som går rakt över skalpen från nacken till pannan. Det senare elektrodbandet har tre elektroder, dels mitt på skalpen och en i framloben och en i bakloben av skalpen. Bandet runt huvudet har två elektroder ett på varje sida pannan ovanför ögonen. En referens elektrod ansluts vid örat. Från pannbandet är elektroderna kopplade till en EEG enhet som spelar in EEG signalerna. Metoden bygger på att en unik signal kallad P300 genereras ca 300 millisekunder efter att klienten har sett en mening eller en bild av något som finns lagrats i hans hjärna, medan denna signal uteblir om det som visas är okänt för honom.

Lawrence Farwell har i samarbete med CIA och FBI genomfört ett antal försök där man kunnat identifiera t.ex. FBI agenter genom att visa förhållanden eller hemliga koder som endast dessa agenter känner till. Vid försök med agenter respektive slumpmässigt utvalda försökspersoner så har metoden i ca 200 försök visat 100 % rätt identifiering av de agenter som ingått i försöken. Metoden anses kunna peka ut terrorister eller bombtillverkare genom att se på responsen vid visning av data som endast någon i en terroristcell känner till. Proceduren vid en "brain fingerprint" undersökning går till så att klienten förses med pannband med elektroder som ansluts till en datorbaserad EEG utrustning för registrering. Framför klienten är en bildskärm placerad där informationen (bilder, ljud, ord eller meningar) visas under ca 300 ms (millisekunder) styrt via ett datorprogram och samtidigt spelas EEG-data in under 2 sekunder. Därefter presenteras ny information med ny EEG inspelning o.s.v. tills tillräcklig sannolikhet för analys av data kan ske. För att säkerställa att mätningarna kalibreras så är informationen indelad i tre kategorier med 15 % target, 70 % irrelevant och 15 % probe data. Target är generell information känd av personen som skall fungera som referens i EEG signalen, medan den största delen data är 70 % irrelevant information som fungerar som respons av icke känd info och fungerar som referens medan probe data är den relevanta information som endast gärningsmannen känner till om det begångna brottet. Signalerna behandlas med datoralgoritmer benämnd P300 MERMER för att filtrera fram den slutgiltiga signalen om att data finns lagrat eller inte lagrat i minnet.

Det intressanta med metoden är att den använts vid Amerikanska dom-
stolar där man i ett fall med en fånge Mr Harrington som dömdes 1978 till
livstidsstraff av "Supreme Court of the State of Iowa" för ett mord på en
polisman Mr John Schweer vilket begicks 1977. Harrington som var 17 år
vid tiden dömdes utan att ha erkänt mordet och med svag bevisning med
endast ett vittne som då var 16 år. Fallet aktualiserades år 2000 då Harring-
ton begärt resning i målet och i samband med detta kallades Dr Farwell att
göra ett test med metoden "brain fingerprint" (se bild 7.2). Testen visade
att Harrington inte hade några "träffar" på saker som hade med brottet att
göra, men däremot när det gällde hans alibi. Efter att fallet togs upp igen
2003 efter att Harrington suttit mer än 25 år i fängelse frigavs han från
fängelset och fick ett stort skadestånd utbetalt.

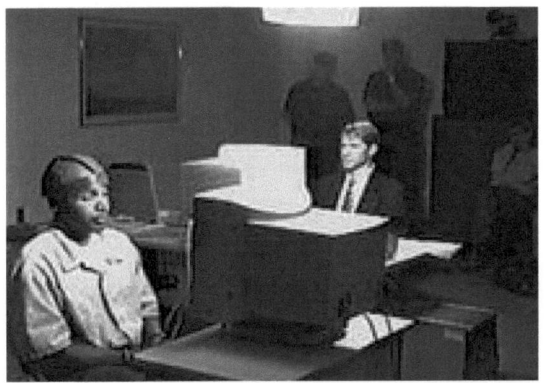

Bild 7.2 Dr. Lawrence Farwell conducts a Brain Fingerprinting test
on Terry Harrington.
(Källa: http://en.wikipedia.org/wiki/Brain_fingerprinting)

"Brain fingerprint" utfördes också på seriemördaren James B Ginder.
Dr Farwell blev kontaktad av sheriff Robert Dawson om att utföra ett test
för att se om det fanns information som matchade detaljer om mordet på
Julie Helton.Testet visade att information om mordet fanns i Ginders minne
och han bestämde själv att erkänna mordet då han annars säkert dömts till
dödsstraff. Ginder dömdes till livstids fängelse utan möjlighet till nåd. Han
har senare erkänt mord på ytterligare tre kvinnor.

Expertträning av hjärnan för att verka i "zonen"

Ett nytt tillämpningsområde för EEG mätning med neuro-feedback är undersökning av experter som genomförts i en studie av tre bågskyttar i USAs olympiska landslag, fyra professionella golfspelare i PGA touren och tretton prickskyttar som fungerat som professionella utbildare av gevärsskyttar. Studien redovisas i en rapport: "Accelerating Training using interactive neuro educational technologies: Applications to archery, golf and rifle marksmanship", Chris Berka, Adrianne Behneman, Natalie Kintz, Robin Johnson and Gitsy Raphael, The International Journal of sport & society (se ref. 7.6).

Avsikten med studien var att identifiera hur EEG hjärnvågorna från ett antal experter såg ut när de var I "zonen" d.v.s. det avgörande tillstånd av koncentration inför avfyring av en pil, när man slår en golfputt eller av-fyrar ett gevär. Man var intresserad av vad som skiljer en nybörjare och en möjlig OS mästare när det gäller hjärnfunktion i de ögonblick t.ex. när man siktar och släpper pilen för en bågskytt. Studien visade dels på ett generellt mönster i EEG signalerna för alla experterna, men också att det fanns små skillnader mellan de tre disciplinerna. I denna framställning redogörs bara för resultaten för bågskyttarna. Resultatet för den vane bågskytten var att tre sekunder före släppet av pilen så ökar succesivt andelen alfa vågor (8-12 Hz) och theta vågor (3-7 Hz) fram till avfyrningsögonblicket i alla de sex mätta EEG kanalerna.

Studien fortsatte med att se om man kan förkorta inlärningstiden för nybörjare i respektive område, genom att med biofeedback utrustning hjälpa adepten att komma i samma psykiska tillstånd "zonen" som den avancerade utövaren har i sikta och skjutögonblicken (Peak performance). Ledaren för studien Chris Berker som är VD för bolaget ABM (Advanced Brain Monitoring) och arbetar med företagets forskning och utveckling av EEG baserade utrustningar för feedback, initierade start av att ta fram en feedback utrustning för att träna nybörjare som kom att kallas APPT (Adaptive Peak Performance Trainer). Indata till designen var experternas hjärnvågor när de var i "zonen" (Peak Performance). Man filtrerade EEG vågorna på samma sätt som för experterna och satte upp kriterier när alfa vågorna nådde över två gränsvärden på 5 % respektive 10 %. På nybörjarna i bågskytte mättes EEG signalerna med ett pannband och feedback gavs med två små vibratorer monterade på adeptens skjortkrage. När vibrator ett tystnade hade man nått den första gränsen för alfa vågor på 5 % och när båda tystnat hade man nått "zonen" för avfyring 10 % alfa vågor. Resultatet visade att den normala inlärningstiden för att bli expert som i detta fall var bågskytte kunde förkortas med 240 %. Som vi såg av forskning om expertkunskap i kapitel 5 så pratar man om storleksordning 10000 timmars övning för att bli professionella musiker i världsklass, vilket pekar på att med hjälp av ATTP utrustning så borde man i en framtid kunna minska inlärningstid för en nybörjare drastiskt och även för vana utövare kan expert träningen vara en effektiv hjälp i att förbättra resultat. Utrustningarna har stor potential som träningshjälpmedel för sport och har även utprovats inom USAs försvarsmakt för utbildning av prickskyttar.

Datorstyrning för funktionshindrade

Inom neuro-feedback forskningen angående EEG signaler som hjälpmedel för att kunna datorstyra kommunikationshjälpmedel för svårt handikappade som för t.ex. ALS patienter, vilka succesivt förlorar förmågan till att tala och att kunna röra armar och ben, så har man tagit fram utrustning som styrs via mentala funktioner i hjärnan. Som ett exempel kan nämnas en utrustning som kallas iBrain, vilken består av ett band runt huvudet med en liten dosa som mäter hjärnans EEG signaler vilka sänds trådlöst till en dator för analys. Utrustningen är framtagen av forskaren Philip Low som grundat företaget NeuroVigil och iBrain används sedan 2009 för mätning av bl.al sömnrubbningar, läkemedelsforskning på hjärnan, depression och Alzheimers sjukdom. Applikationen för ALS patienter är tänkt att kunna identifiera de EEG signaler i hjärnans motoriska cortex som för en ALS patient fortfarande genereras, men sjukdomen har förstört neuronerna som skall aktivera muskelaktiviteten. Datorprogrammet innehåller algo-

171

ritmer som identifierar EEG vågorna som genereras när man tänker på att röra vänster eller höger arm och som kan styra en kursor på dataskärmen. Datorsystemet kan sedan generera syntetiskt tal eller skrift alltefter som meningar byggs upp. Philip Low har arbetat med de två kända personerna Dr Stephan Hawkins som är känd för sina arbeten med svarta hål och "Big bang" inom fysiken och Augie Nieto som byggt upp ett stort företag inom "life fitness" innan han 2005 drabbades av ALS. Dr Hawkins som drabbades av ALS i 25 årsåldern och succesivt blev förlamad i musklerna förlorade talförmågan 1985. Trots detta kan han idag leda ett TV program i kanalen Discovery Science om universum tack vare en datautrustning som via glasögon med IR ljus känner av muskelaktivitet i kinden och styr pekaren i en dator som genererar syntetiskt tal. På samma sätt drabbades Augie Nieto av ALS 2005 som succesivt medfört att han idag endast kan kommunicera med rörelse i tårna som via en rullboll kan manövrera en dator med talsyntes. Augie Nieto har tillsammans med sin fru instiftat en organisation som samlat in över 400 miljoner kronor till forskning om ALS. Philip Low har undersökt de båda patienterna med hjälp av iBrain utrustning och kartlagt deras EEG vågmönster i motor cortex och kunnat avkoda de signaler som normalt skulle aktivera höger respektive vänster hand. Därmed kan man styra en kursor via mental aktivitet på en dator och via talsyntes uttrycka sig, skriva text och klicka sig fram på internet. Då ALS fortskrider så kanske de sista resterna i Hawkins resp. Nieto muskelaktivitet försvinner och då skulle det kunna bli ett alternativ med iBrain styrningen för kommunikation och talsyntes.

Spel styrda av EEG signaler

Under senare tid har det kommit ut många spel på underhållningsmarknaden som använder EEG signaler via pannband för att styra spelkonsoler. Ett tidigt spel på marknaden är "Mindball game" som utvecklades av företaget Interactive Productline i Sverige som introducerades 2003. Spelet används ofta som arkadspel vid utställningar eller science center och består av ett bord där två spelare sitter på varsin sida av bordet med pannband anslutna till en datorenhet för utvärdering av deltagarnas EEG vågor. I mitten av bordet går en ränna mellan två ändpunkter där en boll kan rulla fram och tillbaka styrd av en rörlig magnet under bordskivan. De båda deltagarnas EEG vågor i alfa (8-12 Hz) och theta (4-8 Hz) utvärderas och på en bildskärm vid sidan av bordet visas resp. deltagares alfa och theta signaler som diagram. Deltagarna skall försätta sig i ett maximalt avkopplat tillstånd med slutna ögon som ger en hög nivå av alfa och theta vågorna i EEG signalerna. Utrustningen manövrerar via magneten bollen mot den som är minst avslappnad. Forskning vid Imperial Collage i London har visat att träningen av alfa och theta vågorna vid studien av 100 studenter vid Royal College of music fick bättre inlärningsförmåga och klarade examen i högre grad. Företaget har tagit fram en utrustning kallad "Mainball Trainer" som utformats för att förbättra avslappningsförmågan och koncentrationen hos en person som på motsvarande sätt styr en boll på en mindre bana. På denna utrustning kan man ställa in 10 olika nivåer för att succesivt kunna träna alfa/theta vågorna till högre nivåer. Dessa utrustningar saluförs bl.a. till NASA för utbildning av astronauter och till skolor för förbättrad inlärning.

Som avslutning på detta kapitel om biofeedback, vilket visat på den framtida potential som ligger i datorstyrd utrustning, så ges ett exempel på den mångtusenåriga kunskap som via yoga och meditation kan påverka kroppens autonoma nervsystem. I början på 1900 talet så gjorde den Belgisk/Franska kvinnan Alexandra David-Neel resor till Indien och Tibet som upptäcktsresande med intresse för buddism och Tibetansk filosofi och religiösa traditioner. År 1924 gjorde hon en resa till Lhasa i Tibet som på den tiden var förbjudet för västerlänningar att besöka. Sina upplevelser skildrade hon år 1929 i hennes mest berömda bok " Magic and Mystery in Tibet". Hon beskriver i boken hur lamor som dragit sig tillbaka som eremiter i grottor i bergen hade genom meditationsövningar kunnat kontrollera sin kroppstemperatur så att de kunde sitta ute nakna i snön utan att förfrysa. Liknande förmåga uppvisas av den Nederländske världsrekordhållaren Wim Hof som är en äventyrare kallad för "ismannen" för hans förmåga att utstå kyla. Enligt boken Guinness World Record så har Wim Hof världsrekord i att sitta naken helt täckt av isbitar i 1 timme 52 minuter och 42 sekunder. Hof anger att genom koncentration och meditation så kan han påverka sitt autonoma nervsystem genom vagusnerven så att termostaten i kroppen behåller den normala kroppstemperaturen och även påverkar immunsystemet. Hof har gett ut boken "Becoming the iceman", 2011 och håller kurser för intresserade i sin meditationsteknik.

Det autonoma nervsystemet som ingår i "Den omedvetna zonen" kan som visats i detta kapitel påverkas medvetet både med uråldriga metoder som yoga och meditation, men numera också via biofeedback med sofistikerade elektroniska utrustningar och direkt avläsning av hjärnans elektriska signaler EEG. Den snabba datorutvecklingen kommer att generera framtida neuro-feedback utrustningar som tidigare beskrivits i science fiction litteraturen. Inom medicinen spelar redan biofeedback utrustningar en stor roll i behandling av många sjukdomar och neurologiska tillstånd som epilepsi, ADHD, posttraumatisk stress, autism, stroke m.fl. Det finns också en stor potential för hjälpmedel för funktionshandikappade.

Kapitel 8 Hypnos

Omedveten påverkan

I motsats till föregående kapitel om medveten påverkan av det omedvetna med biofeedback eller med psykoanalysiska metoder, så handlar hypnos om metoder att påverka psyket på ett för klienten omedvetet sätt. Hypnostillståndet påminner mycket om trancetillstånd, där den normala medvetandenivån påverkas. Först i kapitlet följer en genomgång av hypnosens historia med betoning på några viktiga personers bidrag till hypnosens nuvarande ställning.

Trancetillstånd liknande hypnos har funnits så länge människosläktet utvecklats vidare från djurstadiet (homo-erectus). Redan före Kristi födelse finns belägg för att metoder liknande hypnos användes i olika antika kulturer och mysterieskolor. Trancetillstånd har använts som botemedel för olika sjukdomstillstånd av många gamla kulturer som inom hinduismen i Indien och i det antika Egypten och Grekland. Man utnyttjade t.ex. heliga tempel i Egypten, som omnämns som drömtempel, för över 4000 år sedan i behandling av ofta psykologiska problem där behandling gavs med meditation, fasta, olika bad, dieter och försättande av patienten i olika trancetillstånd. Ofta ingick drömtydning av präster som bedömde vilken behandling som skulle ges.

Avicenna (Ibn Sina) (980-1037) var en psykolog och läkare från Persien som 1027 publicerade boken "The book of healing" där han nämner tidiga former av suggestionsmetoder som kan tolkas som förstadier till hypnos. Avicenna var också en pionjär inom neuropsykiatri där han beskrev många neuropsykiatriska problem som hallucinationer, insomningsproblem, mani, mardrömmar, melankoli, demens, epilepsi, förlamning, stroke, yrsel och darrningar. Avicenna utvecklade metoder att behandla emotionella störningar och hade ett system att via pulsen avläsa klienterna under patientsamtalet och känna av eventuella problemområden.

Messmerismen

Franz Anton Messmer (1734-1815) anses vara en av de tidiga pionjärerna inom suggestions behandlingar som historiskt nämns lägga grunden för den moderna hypnosens utveckling. Messmer ligger bakom begreppet "Animal magnetism" vilket byggde på den tidens tro att det fanns en magnetisk substans i kroppen på "animate" varelser (de som andas). Messmer ansåg att om dessa magnetiska gaser var i obalans i kroppen medförde det att sjukdomstillstånd uppstod. Messmer var påverkad av en Ungersk astronom och jesuit präst Maxmilian Hell (1720-1792) som var föreståndare för observatoriet i Vienna. Hell var också intresserad av magnetterapi och verkade som healer med hjälp av magneter som placerades på huden på patienterna. Messmer influerades som ung läkare av Hell och blev dennes elev.

I början av sin karriär använde Messmer en vätska som innehöll järn som klienten fick dricka innan kroppen behandlades med magneter på olika ställen på kroppen. Patienterna rapporterade om känslan av en mystisk ström i kroppen som påverkade sjukdomssymtomen för åtskilliga timmar. Senare insåg Messmer att det inte behövdes några magneter för behandlingen utan att det var "magnetisören" som påverkade patienterna direkt. Efter en kontrovers med misslyckande av behandling av en blind flicka 1777 så lämnade han Vienna för att försöka etablera sig i Paris. De första åren i Paris misslyckades han att få sina teorier om animal magnetism att accepteras av det medicinska etablissemanget Royal Society of Medicine. Men han lyckades enrollera en professor i medicin Charles d`Eston som sin elev och medarbetare. Hans metoder blev på modet och gjorde succé inom behandling av nervösa problem inom aristokratin. 1779 skrev Messmer i samarbete med d`Eston en 88 sidig bok "Memorie sur la decouvertr du magnetisme animal" där han redogjorde för sina teorier.

Till att börja med behandlade Messmer sina patienter individuellt där han satt nära och i kontakt med patientens knän och under längre tid behandlade områden i bukregionen med handtryckning och betraktade patienten intensivt i ögonen. Responsen från patienterna var ofta med starka känslor och konvulsioner som sågs som en del av behandlingen. Då patienttillströmningen ökade införde Messner en metod för att kunna behandla många patienter samtidigt genom att införa en stor tunna "baquet" med metallstänger uppstickande ur locket. I tunnan låg glasflaskor med magnetiserat vatten staplade och i kontakt med rörliga böjda järnstänger på ovansidan locket. Järnstängerna placerades på olika delar av patienternas kroppar för behandlingen. Därmed kunde ett större antal patienter behandlas på en gång och medföra högre intäkter av verksamheten. Messmer som klädde sig i kaftaner gick omkring med en "magnetisk stav" och vidrörde patienterna för att förstärka effekten av behandlingen. Kvinnor som var i majoritet bland patienterna fick ofta anfall med spastiska ryckningar, rosslande andning och gav högljudda rop. Då många kvinnor med hysteriska besvär och nervösa ynglingar från societeten behandlades så tjänade Messmer stora pengar.

Messmers framgång sågs med oblida ögon av den övriga medicinska aktoriteten i Paris och kungen Louis XVI startade en kommission av vetenskapsmän som skulle undersöka Messmers teorier på ett vetenskapligt sätt. I kommissionen ingick kemisten Antoine Lavoisier, fysikern Joseph-Ignae Guillotin, astronomen Jean Sylvan Bailly och den amerikanske ambassadören Benjamin Franklin. Kommissionen gjorde ett antal experiment med bl.a. Messmers assistent Charles d'Eston och kom fram till att någon "animalisk magnetism" inte fanns utan metoden byggde på rena "fantasier". Messmer var tvungen att lämna Paris och sin praktik men regeringen gav honom en pension. Det fanns opponenter emot kommissionens resultat, vilka menade att man endast sett till vetenskapliga resultat och inte beaktat de resultat som Messmers metoder hade gett på patienternas tillfrisknande.

Messmers idéer om animal magnetism fortsatte att utövas av många efterföljare som t.ex. Marquis Puységur (1751-1825) vilken myntade begreppet "artificiell somnambulism" efter att ha behandlat en patient som föll i en djupgående trance som liknade sömngångarnas tillstånd som benämndes somnambulism. Puységur fick liksom Messmer många patienter och för att kunna behandla alla magnetiserade han ett träd som skulle beröras av patienterna för överföring av den magnetiska kraften och trädet kallades för " Puységur s träd". Messmers idéer togs upp i flera länder som t.ex. Tyskland, England och Schweiz och benämndes Messmerism.

James Braid och hypnosbegreppet

För den fortsatta hypnosutvecklingen kan nämnas Charles Lafontaine (1803-1892) en schweizare bosatt i Geneve som var publicist av en journal kallad "Le magnétiseur" och vilken var en kringresande "magnetisör" i Messmers anda. Vid en demonstration av animal magnetism i Manchester England 1841 blev den skotske kirurgen James Braid (1795-1860) först skeptisk till demonstrationen. Lafontaine uppträdde som en artist med långt svart skägg med genomträngande blick och skulle försätta försökspersonen i ett tillstånd okänslig för smärta. Genom att ge personen elektrisk chock med ett batteri och bränna med ett brinnande vaxljus demonstrerades klientens okänslighet för smärta. Braid blev intresserad och besökte ytterligare en demonstration sex dagar senare för att avslöja bluffen, men vid konfrontation med försökspersonen insåg han att det var en genuin effekt som påverkade klienten. Braid började själv experimentera med hypnos bland sina vänner, sin fru och senare även med patienter. Då Braid var bl.a. specialist på ögonsjukdomar konstaterade han att det var lättast att försätta personer i hypnotiskt tillstånd genom att klienten fick stirra på ett blankt föremål, som ett mynt, framför sina ögon och bl.a. beroende på muskelansträngningen runt ögonen försätts personen i hypnotiskt tillstånd och ofta sluts ögonen automatiskt. Braid kartlade genom olika experiment hur det hypnotiska tillståndet yttrade sig och i ett av experimenten konstaterade han att en klient i vaket tillstånd hörde en tickande klocka på 3 feet medan i hypnotiskt tillstånd så hörde han klockan från 35 feet alltså 12 gånger så långt.

Braid konstaterade att där Messmerism förklarade det hypnotiska tillståndet med animalisk magnetism, magnetiska gaser eller betoning av magnetisörens förmåga, så berodde det hypnotiska tillståndet på klientens egna psykologiska faktorer och klientens koncentration på ett objekt. I början associerade Braid hypnostillståndet som en form av sömn, men experimenten visade istället att en fokuserad uppmärksamhet låg bakom hypno-stillståndet. Braid myntade termen "nervös sömn" och använde uttrycket hypnos som den förste inom den engelska språkliga sfären från det grekiska ordet hypnos som betyder sömn. Braid försökte senare introducera termen monoideism istället för hypnos tillståndet för att betona koncentrationens betydelse men misslyckades, så att termen hypnos blev den förhärskande. James Braid har kommit att ses som den vilken definierade ordet hypnos och betonade den psykologiska bakgrunden till hypnostillståndet genom att skapa en teoretisk modell byggd på psykologi och induktion med enkla metoder. Han klarlade hypnotiska tillstånd som t.ex. katalepsi, orörlighet i muskler, och möjlighet till posthypnotiskt tillstånd, (suggestioner som utförs omedvetet av klienten på posthypnotiskt kommando efter uppvak-nandet). Braid ansåg att man med hypnos kunde påverka olika delar av hjärnan för att ändra en klients uppförande och att man kunde påverka många automatiska kroppsprocesser som t.ex. hjärtfrekvens och blodtryck under trancen. Genom sina studier och experiment med hypnos gav Braid vetenskaplig legitimitet åt hypnos som en klinisk metod för behandling av många psykologiska sjukdomstillstånd och han anses vara en av de första som kan kallas hypnosterapeut.

Braid använde hypnosterapi för behandling av ett flertal sjukdomstill-stånd som strokepatienter, paralyserande tillstånd, kronisk reumatism, hu-vudvärk och sensoriska problem. I sin bok "Neurhypnology" som utkom 1843 beskriver Braid 25 olika fall som han behandlat som hypnosterapeut men tar även upp fall där hypnos metoder inte fungerade. Braid ansåg att hypnos endast skulle användas av professionell personal i medicinska sam-manhang och inte utnyttjas som estradunderhållning.

I början på 1800 talet fanns det inte tillgång till kemiska narkosmedel för kirurgiska operationer förrän när eter introducerades 1946 och kloro-form 1947. I amerikanska inbördeskriget och i brittiska Indien användes därför med framgång hypnos som analgesi för att blockera smärta och minska blödning vid t.ex. amputation. Läkaren James Esdaile (1805-1859) utförde t.ex. 345 större operationer vid ett sjukhus i staden Hooghly Indien med hjälp av hypnos metoder som byggde på Messmerism och nådde 50

% bättre resultat när det gällde mortalitet (8 %). Dessa resultat berodde troligen på den stora acceptans som fanns i Indien för oortodoxa metoder och att Esdaile hade assistenter som försatte patienterna i en djup hypnos (kallad Esdaile state) under en lång induktion, (ibland en hel dag) för att nå de djupaste hypnostillstånden.

Paris och Nancyskolan

Under senare delen av 1800 talet uppkom två riktningar inom hypnosen som ofta benämns Parisskolan respektive Nancyskolan. I Paris verkade Jean-Martin Charot (1825-1893) som var överläkare vid sinnessjukhuset Salpetriere och vilken behandlade hysteri patienter och ansåg att endast patienter med benägenhet för hysteri kunde bli föremål för hypnos. Charot var också en av de första som undersökte och klassificerade olika hypnosdjup och namngav de tre nivåerna Letargi, Katalepsi och Somnamulism.

Nancyskolan med A A Liébeault (1823-1907) och Hippolyte Bernheim (1840-1919) hävdade däremot att hypnos var en form av suggestion. Liébeault och Bernheim hade en klinik tillsammans och behandlade 30000 patienter under en 20 års period med betoning på lätt hypnos och verbala suggestionstekniker där patienten var medveten om behandlingen efter uppvaknandet. Deras succés med behandlingarna medförde att många läkare kom för att studera deras metoder varav Sigmund Freud var en.

Freud översatte bl.a. Bernheims bok om hypnos "De la Suggestion" till tyska och praktiserade under en period hypnos som en psykoterapimetod. Freud ändrade sin inställning till hypnos när han med sin kollega Joseph Breuer bl. a. studerade det historiska fallet med Bertha Pappenheim nämnd som Anna O vilken uppvisade ett antal hysteriska symptom troligen beroende av hennes stränga föräldrar under sin uppväxt. Hon kunde under behandlingen av husläkaren Breuer gå i självhypnos och behandlades under en två års period för sina växlade symptom som t.ex. hallucinationer, förlamningssymptom i ansikte, armar och ben, tidvis förlorad talförmåga m.m. Under behandlingarna berättade hon om barndomsupplevelser hämtade från sagor och när hennes fader avled efter ett års sjukdom hamnade hon i en större kris. Under den fortsatta behandlingen med Breuer berättade hon om faderns tidiga sjukdomssymptom varvid hennes symtom gradvis minskade tills hon var kurerad. Breuer började hänvisa denna typ av patienter till Freud. I boken "Studien uber hysterie" 1895 beskriver Freud och Breuer ett antal intressanta sjukdomsfall och börjar använda termerna bortträngning och det omedvetna för att förklara orsakerna till de hysteriska symptomen och även att sexuella faktorer kan ligga bakom. Freud ansåg att för att kunna behandla hysteriska patienter så var han tvungen att lyssna och förstå berättelserna och övergav hypnos som behandling. I stället lät han patienterna göra fria associationer liggande i en soffa med Freud sittande bakom och analyserande orsaker till sjukdomstillståndet. Detta ledde till utarbetandet av psykoanalysen som arbetsmetod.

Intressant från denna tid är att Sveriges drottning Viktoria anlitade läkaren Axel Munthe från 1903 till sin död 1930 som sin livmedikus bl.a. under sina vistelser på ön Capri under vintersäsongen. Axel Munthe som uppfört den omtalade villan San Michele i byn Anacapri har i sin bok "Boken om San Michele" flera kapitel som behandlar användning av hypnos. Munthe var väl förtrogen med Charots tisdagsföreläsningar där hypnos förevisades inför inbjuden publik och hade även besökt Nancy skolan där Bernheim behandlade sina patienter med suggestionsmetoder. I boken beskriver Munthe att hypnos var effektiv där andra metoder visat sig overksamma som behandling av bl.a. alkoholism, morfinism och andra beroenden. Munthe som deltog som Engelsk rödakorsläkare under första världskriget i Flandern 1915 redogör för hur han med hjälp av hypnos kunde ge analgesi för dödsmärkta soldater då morfin och kloroform hade tagit slut. Munthe som från början studerade gynekologi arbetade senare som nervläkare först i Paris under 1880 talet och därefter i Rom under 1890 talet och beskriver hur hypnos användes i behandling av främst överklass kvinnor i sin läkarpraktik.

Den moderna hypnosutvecklingen

Under 1900 talet så har utvecklingen av hypnos fortsatt med bl.a. Clark Leonard Hull (1884-1952) som var en experimentell psykiatriker, vilken under senare år intresserade sig för "behavioural psychology" men som i början av karriären forskade inom experimentell hypnos vid Yale University och utgav 1933 en vetenskaplig bok "Hypnosis and Suggestibility" som innehöll detaljerade studier av fenomenet hypnos med utförlig statistisk analys. Hulls rapport som var den första omfattande vetenskapliga undersökningen av hypnos fick stort inflytande på den fortsatta hypnosforskningen.

Slutligen i denna korta historiebeskrivning av hypnosens framväxt där många inflytelserika forskare inte kunnat beröras kan nämnas Amerikanen Milton Erickson (1901-1980) som är en av 1900 talets giganter när det gäller arbete med praktisk hypnoterapi. Ericksons stora bidrag är anammandet av att ge indirekta suggestioner genom vanliga samtal under hypnosterapin. Erickson var expert på att intuitivt använda alla vägar för att påverka patienten som t.ex. deras favoritord, kulturella bakgrund, neurotiska vanor, personliga historia m.m. Erickson framhöll att det omedvetna sinnet är separerat från medvetandet och har sin egen medvetenhet, intressen, reaktionsmönster och inlärning. Han ansåg vidare att det omedvetna sinnet var kreativt, lösningsinriktat och ofta positivt. Det har bildats en speciell Erickson tradition där många hypnoterapeuter använder begrepp som förvillning och metaforer för att nå fram och påverka patientens omedvetna sinne.

Dagens användning av hypnos innefattar både klinisk användning inom psykiatri och analgesi vid vissa typer av operationer eller odontologi.

Mottaglighet för hypnosbehandling

När det gäller möjlighet att hypnotisera personer så visar forskning att cirka 10 % är mycket mottagliga för hypnos medan 5-10 % inte är mottagliga för hypnos eller mycket svårpåverkade. Övriga 80-85 % av befolkningen är i olika grad mottagliga för hypnos. För att avgöra i vilken grad en person är mottaglig för hypnos så har det etablerats ett antal standardiserade sätt att mäta graden av hypnosdjup hos en tilltänkt patient eller försöksperson. Det finns två olika standarder som blivit vanliga, dels Stanford Hypnotic Susceptibility Scale (SHSS) från 1959 för mätning på enskilda personer och dels Harward Groupscale (HGSS) från 1962 när det gäller grupper. Här redovisas de olika stegen enligt Stanford Hypnotic Susceptibility Scale (SHSS). Skalan definierades av hypnosforskarna Andre Weizenhoffer och Enerst Hilgard 1959 och har reviderats flera gånger kallade A, B och C utgåva.

I SHSS: C definieras följande steg där man succesivt försätter personen i ett allt djupare hypnostillstånd och kontrollerar att rätt hypnosdjup erhålles i varje steg.

0	Eye closure
1	Hand lowering
2	Moving hand apart
3	Mosquito hallucination
4	Taste hallucination
5	Arm rigidity (right arm)
6	Dream
7	Age regression (school)
8	Arm immobilization
9	Anosmia to ammonia
10	Hallucinated voice
11	Negative visual hallucination (three boxes)
12	Post- hypnotic amnesia

Första steget innebär att personen försätts i lätt hypnos och ögonen sluts automatiskt. Steg 12, det största hypnosdjupet, innebär att man kan ge posthypnotiska suggestioner under hypnosen som personer utför efter uppvaknandet utan att veta varför och att total amnesi (minnesförlust) om vad som förevarit under hypnosen föreligger. Övriga tillstånd beskrivs i dokumentet SHSS: C och proceduren tar totalt ca 50 minuter.

Det har gjorts ett antal forskningsstudier där man undersökt skillnaderna mellan hjärnaktiviteten hos personer som är lätta att försätta i hypnotiskt tillstånd och de som är svårhypnotiserade. Professorn i psykiatri David Spiegel vid Stanford Center för integrative medicine har lett en studie där 12 försökspersoner som är lätthypnotiserade och 12 personer som är svårhypnotiserade har undersökts med hjärnskanning (fMRI), där man undersökt vilka delar i hjärnan som påverkas under hypnostillståndet. I rapporten "Functional Brain Basis of Hypnotizability" utgiven av "Archives of General Psychiatry" (se ref. 8.1) redovisas resultatet av studien. Forskarna undersökte hjärnaktiviteten I tre olika viktiga nätverk I hjärnan dels "default-mode network" (vilonätverket) som är aktivt I vila när inga yttre stimuli påverkar hjärnan, dels "executive-control network" som är aktivt i beslutsfattande och dels "the salience network" som är aktivt i att prioritera mellan intryck för att välja det mest viktiga beslutsunderlaget. Undersökningarna i magnetröntgenkameran (fMRI) visade att båda grupperna hade ett liknande aktivt "default-mode network" men de personer som hade hög känslighet för hypnos hade större samaktivitet mellan "executive-control network" och "salience network". Speciellt så hade dessa personer en aktivitet i "left dorsolateral prefrontal cortex" i den "executive-control" regionen av hjärnan parallellt med "dorsal anterior cingulate cortex i "salience network vilket spelar roll i fokusering av uppmärksamhet. Gruppen med låg hypnoskänslighet hade liten samverkan mellan dessa nätverk. Dr Spiegel konstaterar att studien bekräftar att hypnoskänslighet är i liten utsträckning beroende av personens personliga egenskaper men mer beroende av kognitiv känslighet. Dr Spiegel konstaterar också att studien visar en klar skillnad i hjärnaktivitet mellan personer som lätt kan hypnotiseras och de som är svårhypnotiserade.

Hypnostillstånd kan påverka upplevelsen från samtliga sinnesorgan som hörsel, syn, känsel, lukt och smak, men omfattningen beror på personens möjlighet att uppnå olika hypnosdjup. Den engelska psykiatrikern John Hartland ger i sin bok "Klinisk hypnos", 1974, exempel på olika sätt att påverka upplevelsen av sinnesintryck under hypnosen (se ref. 8.2) .

När det gäller synförmågan kan man under hypnotisk suggestion få personen att bli partiellt eller totalt blind. Även påverkan av färgseendet kan göras så att försökspersonen ser färger i en svartvit bild eller påverka färgupplevelsen. Vid mätning av EEG vågor för en person som suggererats att inte kunna se, framträder hjärnvågor som är identiskt lika dem från en blind person eller en person med slutna ögon. När det gäller hörsel så kan, som redan James Braid fann vid sina hypnosexperiment, hörseln skärpas mycket under hypnos. Man tror att effekten delvis beror på att den hypnotiserade har stängt av alla yttre sinnesretningar och fokuserat på enbart hörseln. Liksom för synen kan man suggerera den hypnotiserade att bli totalt döv. Man kan till och med oväntat avfyra ett gevär bakom personen utan att han hör något eller reagerar med förhöjt blodtryck. När man suggererar en hypnotiserad person till dövhet måste man instruera personen att hypnosen avbryts genom ett tecken eller t.ex. beröring av axeln annars kan man inte avbryta hypnosen med ett talat kommando. Den dövhet eller blindhet som suggereras under hypnostillståndet är ett helt psykologiskt fenomen. Sinnesorganen utför sina vanliga funktioner men intryck och retningar når inte fram till medvetandet.

När det gäller lukten så kan man också genom suggestion under hypnos skärpa luktsinnet, men också minska eller stänga av luktsinnet så att man inte känner stickande ångor från t.ex. ammoniak, vilket är en av testerna av hypnosdjup 9 i den tidigare beskrivna SHSS skalan. På samma sätt kan man förstärka eller försvaga smaken under hypnos. Man kan få fullständig frånvaro av smak så att en stark chilifrukt blir smaklös eller t.ex. suggerera att vanligt vatten får en söt eller bitter smak. Även känselsinnet kan av suggestion under hypnos påverkas så att känsligheten för smärta minskar eller utplånas helt (analgesi).

För de ca 10 % av befolkningen som kan försättas i djup hypnotisk trance eller somnambul trance, kan sinneshallucinationer framkallas som är totalt främmande och svårförklarliga. Personer som når somnambul trance kan t.ex. öppna ögonen och fortfarande vara i trance och fortsätter att utföra de suggestioner som hypnotisören ger. Under denna djupa trance kan man suggerera personer att se hallucinationer, utföra komplicerade posthypnotiska suggestioner, bli okänsliga för smärta och att ha fullkomlig amnesi (minnesförlust) för vad som hänt under trancen efter uppvaknandet. När det gäller illusioner (felaktig varseblivning av ett objektivt sakförhållande) eller hallucinationer (varseblivning av ett föremål eller person, där inget finns närvarande) så kan dessa personer ges suggestioner att för vilket som helst av de fem sinnena uppfatta positiva eller negativa illusioner eller hallucinationer. Positiva hallucinationer innebär att den hypnotiserade personen suggererats att se en person eller föremål som inte finns. Den negativa hallucinationen innebär suggestion att man inte kan se en viss person eller föremål, vilket kan yttra sig i att om hypnotisören räcker ett cigarettpaket till den tredje personen, som den hypnotiserade inte kan se, så tycker han att cigarettpaketet finns i tomma luften.

Förutom de fem sinnesorganen så har hypnos möjlighet att påverka kroppens övriga funktioner som muskler, det autonoma nervsystemet och andra biokemiska förändringar i kroppen. När det gäller viljekontrollerade muskler så kan hypnos påverka muskler att bli helt avslappade och kan ge förlamning i t.ex. armmuskler. Försätta kroppens muskler i katalepsi vilket kan göra kroppen helt stel så att personen kan läggas med stöd av bara två stolar en vid axeln och en vid fötterna. Dessutom ge ökad muskelstyrka och påverka automatiska rörelser. Det autonoma nervsystemet kan med hypnos påverka t.ex. blodomlopp, andning, matsmältning och endokrina körtlar för behandling av psykosomatiska sjukdomar. Genom hypnos kan de små kapillära blodkärlen fås att dra sig samman, vilket kan minska blodflödet vid operationer, skador eller tandläkarbehandlingar. Hypnos kan även framkalla reaktioner i huden, så att t.ex. ett hypnosexperiment där en vanlig penna trycks mot huden och en suggestion ges om att den är het kan efteråt framkalla brännblåsor trots att ingen värme tillförts. Hypnos har även kunnat användas för att mildra allergiska hudreaktioner och återställa slät hud.

Hypnos och smärtlindring

Som nämndes i den historiska utvecklingen av hypnos så är ett övertygande fenomen att under djup hypnotisk trance så kan analgesi (smärtlindring) t.o.m. bli total under kirurgiska ingrepp utan någon form av kemisk anestesi. Detta kan leda till att ben kan amputeras, bröst bortopereras och tandoperationer kan genomföras helt utan toxiska biverkningar från bedövningsmedel. Även under en hypnotisk medeldjup trance kan man använda hypnos för att minska användning av bedövningsmedel och ofta förkortas dessutom rehabiliteringstid och eftervård. Det finns många studier inom operationsvård där man kunnat konstatera hypnosens förbättrade inverkan på patientens upplevelse och tillfrisknande.

Exempel på operationsvård med hypnos ges i en studie "Breast cancer surgery under hypnosis and local anaesthesia: Feasibility and potential benefits" från professor Fabienne Roelants och Dr Christine Watremez från Belgien. Studien avser användning av hypnos vid bröstcanceroperationer och sköldkörteloperationer (se ref. 8.3). I bröstcancerstudien deltog 78 patienter varav 18 patienter behandlades med hypnos och lokalbedövning medan övriga fick behandling med ordinarie anestesimetoder. Medan hypnos patienterna behövde något längre tid i operationsrummet, så minskade behovet av opiat bedövning och de behövde kortare tid för eftervård och total sjukhusvårdtid. I sköldkörtel operationsgruppen ingick 36 patienter med gängse anestesi metoder och 18 patienter som fick lokalbedövning och hypnosbehandling. Resultatet i dessa operationer visade igen på att hypnosbehandlingen reducerade patienternas behov av bedövningsmedel och behovet av eftervård och total sjukhusvård sjönk radikalt. Professor Roelants betonade att i bröstcancer operationer under hypnos, så medverkar också lokalbedövningsmedelet till att minska stressituationen under operationen och kan minska risken för cancerns spridning. Resultatet av studien är att ca 33 % av sköldkörteloperationerna och 25 % av bröstcanceroperationerna vid UCL sjukhuset, så används lokalbedövning i kombination med hypnosbehandling. Metoden förbättrar patientens upplevelse av operationen och reducerar totalkostnaden för sjukhusvård.

Även i Sverige bl.a. på Karolinska Institutet har operationer med enbart hypnos utförts. I Aftonbladet 2009-04-30 redogörs för en patient, som normalt mår dåligt av bedövning och narkos, där en pacemaker byttes ut under hypnosbehandling. Under operationen var hypnotisören Camilla Jansson-Rönning med och gav induktion under hypnosen. Patienten kände ingen smärta och sjuksköterskorna nämnde att hjärtljud och blodtryck var ovanligt stabila under operationen.

Hypnostillstånd kan också påverka personens minnesfunktioner. Man har i samband med rättegångar använt hypnos för att försöka komma åt glömda minnen av den ofta traumatiska hädelsen vid brottet. Ibland kan bortträngda detaljer fångas upp under hypnossessionen, men man är mycket restriktiv vid användning av dessa minnesfragment som bevis i rättegångar. Experiment med personer som har lätt att komma i djup hypnos har också visat att man kan plantera in falska minnen under hypnosen med suggestioner som personen inte kan skilja från sanna upplevda händelser efter uppvaknandet ur hypnostillståndet.

Man hör ofta i samband med hypnosdemonstrationer att hypnotisören anger att man inte emot sin vilja kan fås att göra saker som hypnotisören suggererar. Enligt ett antal källor som t.ex. i forskaren Barbara Browns bok "Psykets dolda makt" (se ref. 7.1) skriver hon " *De flesta högutbildade hypnotisörer och många scenhypnotisörer också, hävdar att befallningar att handla på ett visst sätt inte fungerar om individens åsikter står i motsättning till handlingen. Det vanliga exemplet är att man inte kan få en hypnotiserad person att begå ett brott därför att personlig och kulturell moral är alltför djupt rotade i individens undermedvetna. Struntprat. Hur kan en hypnotiserad person som håller på att utföra sina befallningar skilja mellan en åsikt och en annan? En människa kan vara beredd att döda en annan människa för sitt lands skull när det är krig därför att hans/hennes åsikter är sådana, men om en hypnotisering lyckats och försökspersonen tror på hypnotisören tillräckligt mycket för att sätta sig och amma ett per skor eller stänga av smärtan när kirurgen skär i honom/henne (vilket sannerligen är tvärtemot ens sociala föreställningar), då är det självklart att man under hypnos mycket dramatiskt kan förändra människors åsikter eller trosföreställningar."*

Jag läste redan under 1960 talet boken "Hypnos, av psykologen och neurologen F.L. Marcuse (se ref. 8.4) som verkade som professor vid State Collage of Washington, vilken i ett helt kapitel 8 "viljefrågan och den moraliska frågan" analyserar möjligheten att få personer att göra saker emot sin vilja under djup hypnos och konstaterar att den inte är så enkel att svara på. Marcuse säger i en sammanfattande slutsats *"Det har rapporterats alltför många positiva resultat för att vi skulle våga påstå att antisociala handlingar omöjligt kan förekomma under hypnos. För egen del skulle jag sannerligen inte vilja fungera som försöksperson vid ett experiment som helt optimistiskt tog svaret nej för givet. Frågan huruvida experimentatorn eller försökapersonen bör göras ansvarig för en omoralisk handling betecknade jag som ett juridiskt problem snarare än som ett psykologiskt, och jag sade mig förmoda att den som utförde handlingen (den hypnotiserade) snarare än hypnotisören skulle bli befunnen skyldig om saken prövades inför rätta. --- Frågan om huruvida någon under hypnos kan förmås att göra någonting som strider mot hans (eller hennes) moraliska principer är olämpligt formulerad och måste skrivas om, så att den i stället får följande lydelse: Kan någon under hypnos förmås att göra någonting som är socialt och objektivt klandervärt? Om frågan formuleras på detta sätt, är svaret enligt min mening- ja."*

I Tv kanalen Discovery Science har det sänts ett program om hypnos i serien "Curiosity: Brainwashed" under titeln "What is hypnosis" där man ur en grupp av 185 personer succesivt valde ut personer som kunde gå in i djup hypnos och slutligen valdes en person ut för det slutgiltiga experimentet. I programmet medverkar flera forskare bl.a. minnesforskaren Cynthia Meyersburg vid Harvard University, Tom Silver vilken är certifierad hypnoterapeut och psykologen Jeff Kieiszenski som kommenterar och övervakar experimentet. Försökspersonen ges suggestioner under djup hypnos om att en utpekad person är en farlig terrorist som måste likvideras vid ett utpekat posthypnotiskt kommando. En fejkad situation utanför ett hotell arrangeras och försökspersonen får en väska med ett vapen med lösa skott och ges det posthypnotiska kommandot. Programmet slutar med att

190

försökspersonen skjuter målpersonen med det fejkade vapnet. I programmet refererades också till mordet på Robert Kennedy i juni 1968, där attentatsmannen Sirhan B Sirhan sköt Kennedy. Sirhan dömdes till livstidsstraff men försvarsadvokaterna har försökt bevisa att Sirhan var hypnotiserad under attentatet och att en konspiration låg bakom attentatet.

En annan användning av hypnos är att föra en person succesivt tillbaka i tiden genom suggererad regression. I fall där verklig regression till t.ex. 5 års ålder inträder, så förflyttas personen till tidigare utvecklingsstadium och har glömt allt som inträffat senare i livet. Ber man personen att skriva sitt namn, så liknar skrivstilen den i personens gamla skrivböcker. Även personens tal och uppträdande ligger på en 5 årings nivå, där han kan återberätta hädelser från denna period. Genom hypnotisk regression kan man blotta omedvetna mentala och emotionella konflikter som ligger bakom neurologisk sjukdom. I andra fall lyckas personen inte riktigt återvända till det tidigare utvecklingsstadiet men beter sig som han tror att ett barn i den åldern beter sig. Men även i detta fall kan minnen komma upp som personen inte minns i hans vanliga vuxna liv.

Teorier angående hypnostillståndet

Man har fortfarande svårt att helt förklara hur en hypnotisk trance uppstår och de mekanismer som påverkar hjärnans olika centra för varseblivning och tolkning av hur hjärnans nätverk är inblandade. Hypnos är beroende av personens känslighet för hur suggestioner bearbetas i hjärnan.

Generellt kan sägas att det omedvetna sinnet är starkt inbegripet under hypnos induktionen. Man kan säga följande om den omedvetna påverkan under hypnotisk trance:

- Suggestionen påverkar personen mycket starkare om den verkar i det omedvetna själslivet.

- Kritiska förmågan är under hypnos helt eller delvis undertryckt.

- Under vissa omständigheter kan det omedvetna fylla nästa alla det medvetnas funktioner, med undantag av den kritiska förmågan (jämför system 1 i kapitel 5 om intuition).

- När suggestionen går förbi det medvetna, vilket sker under hypnos tränger den direkt in i det omedvetna, som har liten eller ingen förmåga till kritik och därför inte kan förkasta den, varför personen måste handla efter den.

Inom hypnosforskningen finns olika teorier om hur den hypnotiska trancen uppstår och om hypnostillståndet är ett eget medvetandetillstånd skilt från det normala medvetandet. Det finns två skolor inom hypnosforskningen som antingen säger att hypnos är ett trance tillstånd eller ett förändrat medvetandetillstånd i hjärnan (State theories), medan andra menar att det finns en socialpsykologisk orsak till hypnos (Non-state theories) och anser att hypnos inte är något unikt tillstånd utan kan förekomma utan hypnotisk induktion eller trance. I grova drag kan skillnaden i synsätt beskrivas enligt tabell 8.1.

Tabell 8.1 olika teorier om hypnos

State teorier	Non-State teorier
Hypnotisk induktion ger ett förändrat medvetandetillstånd i hjärnan.	Deltagare reagerar på suggestion likaväl utan hypnos.
Hypnotisk trance är associerad med en förändrad funktion i hjärnan.	Deltagare i hypnosexperiment är aktivt engagerade.
Responsen av hypnotiska suggestioner är resultatet av speciella processer i hjärnan som dissociation eller förändrat medvetandetillstånd.	Respons på suggestion är en produkt av normala psykologiska processer som inställning, förväntningar och motivation.
Hypnotisk känslighet är anmärkningsvärt stabil under långa perioder.	Suggestionskänslighet kan förändras med droger och psykologisk påverkan.

Ingen av de föreslagna teorierna kan ensamt förklara hypnostillståndet och det är nog orealistiskt att en enda psykologisk mekanism kan ge hela förklaringen. Man kan se flera komponenter som är inblandade i de hypnotiska fenomenen som: kvalitén på den hypnotiska induktionen (berör minne, avslappning och vakenhet), djupet av hypnostrancen (hypnotisk känslighet, dissociation och mottaglighet) och den hypnotiska suggestionens natur (intensitet och klarhet).

Med moderna metoder som EEG och magnetröntgen (fMRI) kan man under hypnosforskning idag mäta vilka olika delar av hjärnan som är påverkade under hypnosexperiment. En forskargrupp vid högskolan i Skövde under ledning av Sakari Kallio i samarbete med Åbo universitet i Finland har genomfört två studier, dels en studie av ögonrörelser under hypnotisk trance 2011 och dels en studie av förändrat färgseende under hypnotisk trance 2013.

193

Studien av ögonrörelser är publicerad i Kallio S, Hyönä J, Revonsuo A, Sikka P, Nummenmaa L, 2011, "The Existence of Hypnotic State Revealed by Eye Movements" (se ref.8.5).Testen genomfördes så att försökspersonen fick se tre olika typer av bilder på en 21" bildskärm. Första uppgiften var att fixera blicken på en punkt i mitten av bilden under 5 sekunder och bakgrunden varierades i fyra steg från svart till 90 % vitt slumpmässigt. Forskarna använde en avancerad "eye tracker" som mätte flera parametrar som antal ögonfixeringar, antal blinkningar, pupillens storlek och ögonens fixeringstid för att dokumentera ögonrörelserna under hypnosförsöken. Försökspersonen var en 43 årig kvinna som är mycket mottaglig för hypnos med värdet 12 på SHSS: C skalan för hypnosdjup vilket kännetecknas av möjlighet till total amnesi och hallucinationer under hypnos. Under försöken visade försökspersonen att hypnos direkt orsakade en glasartad stirrande blick men också en stark förändring i automatiska reflektiva ögonrörelser. Man jämförde mätningen med en kontrollgrupp på 14 personer som instruerades att försöka fejka motsvarande ögonrörelser motsvarande den hypnotiskt påverkade försökspersonen. Rapporten visade att hypnotiskt inducerad glasartad blick hos försökspersonen följdes av stora, objektiva och ej imiterbara förändringar i försökspersonens ögonrörelser där amplitud, hastighet och frekvens var radikalt mindre medan fixeringstiden ökade. Även pupillstorleken minskade under hypnos. Slutsatsen av studien är att det är en första demonstration av existensen av ett speciellt hypnotiskt tillstånd som följer av de empiriska kriterierna för ett sådant tillstånd (omedelbar induktion och inmobilisering, objektiv bekräftelse genom mätning och icke imiterbart i normalt tillstånd).

Studien om förändrat färgseende under hypnos är publicerad i Koivisto M, Kirjanen S, Revonsuo A, Kallio S, 2013 " A Preconscious Neural Mechanism of Hypnotically Altered Colors: A Double Case Study" (se ref. 8.6). Testen genomfördes genom att på en bildskärm presentera de tre geometriska formerna tringel, cirkel och fyrkant slumpmässigt I röd eller blå färg med en figur i taget för försökspersonerna. Deras uppgift var att identifiera figurernas färg. Under försöken dokumenterades hjärnaktiviteten med EEG utrustning. Två försökspersoner som var mycket mottagliga för hypnos, dels samma kvinna som deltog i förgående ögonrörelsestudie med värdet 12 på SHSS: C skalan och dels en 40 årig kvinna med värdet 9 på SHSS: C skalan. Under hypnosförsöken så var försökspersonerna delgivna en posthypnotisk suggestion att en av figurerna t.ex. att alla fyrkanter är röda, innan försöket startade. Den första försökspersonen påverkades helt av suggestionen och rapporterade fyrkanter som röda även när de var blåa. Forskarna upptäckte att när en figur som ingick i suggestionen visades på bildskärmen, så kunde man se en höjd nivå av högfrekvent aktivitet i EEG kurvorna efter en tiondelssekund i hennes hjärna. Den andra kvinnan försökspersonen kunde inte uppleva färgförändring men rapporterade ett märkligt fenomen i samband med de nämnda suggestionerna "ibland kände jag en konstig känsla att mina ögon sade att några figurer har en viss färg men min hjärna sade till mig att det var en annan färg". Den högfrekventa aktiviteten i hjärnan hos den första försökspersonen anses reflektera en situation när hjärnan automatiskt jämför inkommande information med informationen som redan finns i minnet. I detta fall kunde man i hypnos ge ett mycket starkt minne (att alla fyrkanter är röda) som sen automatiskt blev aktiverat när en fyrkant visades på skärmen. Hos denna försöksperson var suggestionen så stark att den kunde ersätta fyrkantens rätta färg. Resultaten visar att den första försökspersonen hallucinerar färger helt automatiskt och omedvetet under hypnos. När försökspersonen gjorde försök att med hjälp av fantasi orsaka samma förändringar utan hypnos så kunde hon inte göra det. Sari Kallio konstaterar att denna studie visar att hypnotiskt beteende kan vara helt automatiskt och orsakat av processer i hjärnan som man är omedveten om.

Idag användes hypnos som hjälpmedel vid kliniska behandlingar inom många olika områden som fobier (t.ex. flygrädsla, ormskräck), posttraumatisk stresstillstånd, rökavvänjning, viktreducering m.m. och är en erkänd medicinsk behandling. År 1955 godkände "The British Medical Association" (BMA) officiellt användning av hypnos för psykoneuroser och för smärtlindring under operationer och baranafödsel. I USA 1958 godkände "American Medical Association" (AMA) användning av hypnos, varefter "The American Psychological Association" erkände hypnos som en inriktning inom psykologin.

I detta kapitel framgår att hypnos, som ingår i bokens begrepp "Den Omedvetna Zonen", kan påverka de omedvetna funktionerna i hjärnan på ett kraftfullt sätt. 90 % av befolkningen kan påverkas av hypnos i olika grad, varav ca 10 % kan nå den djupaste hypnostrancen, där full smärtlindring (analgesi) under t.o.m. en operation kan ske. Klinisk verksamhet med hypnos kan vara effektiv på många områden som behandling av fobier, rökavvänjning, viktreducering m.m. Mycket forskning om de bakomliggande mekanismerna i hjärnan pågår bl.a. i Sverige, där de nya metoderna med EEG och magnetröntgen (fMRI) medför möjlighet att mäta de hjärnnätverk som är inblandade i hypnostillståndet. Senare tids forskning på Högskolan i Skövde pekar på möjligheten att ett djupt hypnostillstånd medför ett förändrat medvetandetillstånd i hjärnan som underbygger State teorierna om hypnostrancen.

Kapitel 9 Placebo, nocebo

Tankens makt

Placeboeffekten är en realitet i samband med all sjukvårdande behandling, men då den innebär en stark positiv förväntningskraft så kan man säga att den är verksam även i t.ex. yrkeslivet där en stark tro på ett projekt eller yrkesroll kan vara avgörande för framgång. Den motsatta förväntanskraften benämns nocebo och har en negativ inverkan på medicinsk behandling och kan till och med i voodoo-magi sammanhang framkalla dödlig påverkan av en utsatt person. Beteckningarna placebo respektive nocebo används i litteraturen främst angående medicinsk behandling av sjukdomar, men i den fortsatta framställningen kommer även andra former av psykisk påverkan på den mänskliga kroppen att beröras. Det bör påpekas att man, idag i ett helhetstänkande, inte kan skilja psyke från kroppen utan man måste se det symbiotiska förhållandet psyke/kropp som direkt beroende av varandra. Underrubriken tankens makt syftar på att i kommunikationen psyke kontra kropp (Body/Mind) är placeboeffekter starkt kopplade till patientens tankar och förväntningar. Detta understryker påståendet att tron kan försätta berg. Forskning visar också att placeboeffekter även kan påverka en patient på en omedveten nivå i "Den Omedvetna Zonen".

Placebo, nocebo effekter

I programmet "Placebo" i vetenskapens värld (SVT oktober 2013), visades två talande exempel på de två olika effekterna av placebo respektive nocebo. Första exemplet på placebo är ett fall som inträffade under andra världskriget under striderna våren 1944 vid berget Monte Cassino i Italien, där de allierade styrkorna blev anfallna under intensiv beskjutning av en tysk motoffensiv. Anfallet medförde många skadade allierade soldater, vilka lades på bårar i långa rader i de tält som fungerade som fältsjukhus. Många hade svåra smärtor från sårskador i olika kroppsdelar. När den amerikanske anestesiläkaren Henry Beecher precis skulle börja operera en skadad soldat så upptäcktes att det saknades morfin i medicinförrådet. I ren desperation fattade han och den assisterande sjuksköterskan det drastiska beslutet att ge den sårade soldaten en injektion med vanlig saltlösning, men låtsades att det var en spruta med morfin. Sjuksköterskan försäkrade patienten om att han snart skulle känna hur smärtan lindrades. Soldatens förväntan att få morfin hade aktiverat hans hjärnas receptorer i opioidsystemet och signaler gick via ryggraden och stoppade smärtsignalerna så att de inte nådde hjärnan. Då han redan tidigare fått morfin för smärtlindring hade soldaten samma förväntningar vilket även denna gång aktiverade opioidsystemet och skickade ut endorfin som är en kroppsegen effektiv smärtlindring.

Denna incident medverkade till att vidare forskning om placeboeffekten startade under 1940 talet genom den ansvarige anestesiläkaren Henry Beecher, vilken var läkare i den amerikanska armen och tjänstgjorde som Lieutenant Colonel både i nord Afrika och vid det relaterade anfallet i Italien. Doktor Beecher som från början var kirurg arbetade från 1939 som chef för anestesiutbildningen på Harvard Medical School och blev professor i den specialiteten 1941, innan han blev inkallad till tjänstgöring i armen under andra världskriget. Beecher återvände till Harvard Medical School efter kriget och inriktade sig på att undersöka de erfarenheter av placebo effekter som han såg hos de sårade soldaterna på krigsskådeplatserna och utgav boken "Pain in Man Wounded in Battle". I boken redogjorde han för erfarenheterna från kriget att svårt skadade soldater inte kände smärta trots att de inte fick behandling förrän efter åtskilliga timmar.

Beecher startade forskning med kliniska försök för att dokumentera placebo effekter. Beecher publicerade en artikel I "The Journal of the American Medical Association" 1955 under titeln "The Powerful Placebo" (ref. 9.1) och beskrev hur placebo effekter underkände resultaten från ett dussintal försök med nya läkemedel. Han redogjorde för att försökspersonerna som fick medicin också fick placeboeffekter av att ta pillren vilket terapeutiskt ökade den medicinska effekten. Han angav att man endast genom att subtrahera effekter av placebo kan se hur läkemedlets egna positiva effekt verkar. Artikeln fick ett stort genomslag inom läkarkåren, men trots Beechers målmedvetna arbete att införa bättre försöksmodeller vid läkemedelstester dröjde det till 1962 innan Congressen införde en lag Food,

Drug and Cosmetic ACT (FDA). Orsaken till lagen var bland annat att man fått skador på nyfödda barn beroende av läkemedelsbiverkningar och ville åstadkomma bättre säkerhet mot biverkningar och att man krävde kontrollgrupper med placebo behandling för att dokumentera att läkemedlet hade önskad effekt. Innan lagen infördes utfördes många läkemedelstester genom att man ökade dosen tills försökspersonerna fick biverkningar av medicinen och därefter valdes en lägre terapeutisk koncentration. Beechers bidrag var att föreslå att läkemedelstester skulle utföras dels dubbel-blint (varken läkare eller patient vet vem som fått placebo), en jämförelse grupp patienter behandlas med placebo (sockerpiller) och urvalet till placebo respektive verksamt medel skulle ske slumpmässigt. FDA fastslog också att för att ett läkemedel skall bli godkänt krävs att det får bättre resultat än placebopiller och att minst två oberoende försök har genomförts. Lagen fick en genomgripande påverkan på läkemedelsföretagen och visade på att en del tidigare godkända läkemedel troligen inte hade godkänts med de nya kraven.

Andra exemplet som berörde nocebo effekten togs upp av Giuliana Mazzoni som är professor i psykologi vid universitetet i Hull som berättade om ett fall där en ung man som led av depression deltog i en klinisk prövning av ett antidepressivt läkemedel, ett dubbelblint test, där varken forskarna eller patienten visste vilka som fick läkemedel respektive placebo (sockerpiller). Patienten upplevde att de antidepressiva pillren fungerade bra och han blev mindre deprimerad. Då inträffade det en händelse att förhållandet med hans flickvän tog slut och han föll åter in i en djupare depression. Han tog då det drastiska beslutet att begå självmord och bestämde sig för att tömma hela den medicinburk av tabletter som han fått för den kliniska prövningen. Han upplevde att överdosen sänkte hans blodtryck till en farlig nivå och de inre organen började stängas ned. Han fördes i ambulans till en akutmottagning, där man såg mycket allvarligt på patientens tillstånd. Blodproverna visade att man inte kunde kostatera någon läkemedelsförgiftning, varför läkaren ville gå till botten med fallet då något uppenbarligen var fel. Efter kontakt med den ansvarige forskaren för den kliniska prövningen framkom att patienten hade fått placebo tabletter och alltså överdoserat sockerpiller och höll ändå på att dö. Hans liv räddades men hur kunde han komma i detta tillstånd av sockerpiller? Fallet visar hur en nocebo effekt har uppstått ur patientens förväntningar av att ha tagit en överdos av starkt verkande medicin (han har ju tidigare blivit mindre deprimerad av medicinen) och därmed satt igång kraftfulla rörelser i sin kropp som påverkat det autonoma nervsystemet. Man säger ju att tron försätter berg och forskning visar att tro och förväntningar är en av grunderna till placebo/nocebo effekter.

Modern placebo forskning

En av forskarna som under 1990 talet intresserade sig för mekanismerna bakom placebo/nocebo effekten är Fabrizio Benedetti som är professor i fysiologi och neurologi vid universitetet i Turin på den medicinska fakulteten, Italien. Många anser att Benedetti ligger bakom att forskningen om placebo har fått ökat intresse t.o.m. inom läkemedelsindustrin och att hans institution är världsledande inom denna forskningsgren. Benedetti utgav 2008 boken "Placebo Effects: Understanding the mechanisms in health and disease" (se ref. 9.2), vilken rönt ett stort intresse för den nya forskningen inom placebo/nocebo området.

I en artikel "The many placebo effects" (ref. 9.3), 2011, redogör Benedetti för ett antal mekanismer som ligger bakom placebo effekter som förväntningar, inlärning och genetisk påverkan. Placeboeffekten är i grunden en psyko biologisk process där behandling med overksamma piller (sockerpiller), overksamma injektioner (saltlösning), akupunktur med icke penetrerande nålar och fingerade operationer inklusive verbal psykologisk stimulering visar sig ha effekt på en patients upplevelse av behandlingen och i många fall ger upp till 50 % reduktion av smärtupplevelse. Vid nocebo effekter kan negativ påverkan av information om eventuella biverkningar av overksamma piller eller behandlingar påverka patienten att känna av dessa biverkande besvär trots att pillren är helt overksamma (sockerpiller). Dessa effekter måste hanteras i samband med medicinska tester av nya läkemedel då resultatet annars kan bli missvisande.

Forskningen inom placebo/nocebo effekter för smärtlindring ställer stora krav på att isolera respons från placebo mekanismer från de ofta naturliga variationerna i ett pågående sjukdomstillstånd. I figur 9.1 visas en principiell bild av de olika mekanismer som kan påverka patientens upplevelse av smärttillstånd i samband med olika sjukdomstillstånd. Först avvikelser som kan påverka resultatet.

- En inverkan kan bero på att ett visst sjukdomsförlopp kan innebära spontan läkning eller fluktuerande symptom i skov, som kan inträffa samtidigt som en placebo behandling inleds. Ett sätt att utesluta denna mekanism är att ha en referensgrupp som inte behandlas aktivt för att kunna jämföra utfallet av denna effekt.

- Regression till ett medelvärde är ett statistiskt fenomen beroende av felaktigheter i gruppens urval.

- Patientens eller läkarens klassificering av smärtupplevelsen kan innehålla felaktigheter vid uppskattning av en smärtnivå. Även skillnader mellan olika patienters upplevelser av smärtnivån kan spela in i läkemedelstester.

- Eventuella fel i läkarens diagnos av sjukdomen.

- Sidoeffekter som t.ex. när en placebo injektion ges så kan effekten av sticket från när injektionsnålen penetrerar huden indirekt medföra en reduktion av smärtupplevelsen.

Nedan redovisas de placebo/nocebo effekter som man vill kunna utforska och kartlägga ur psykosocial och psyko biologisk inverkan.

- Påverkan av genetiska faktorer på placebo respons.

- Påverkan via förväntning i hjärnans system som hanterar patientens oro/ängslan inför sjukdomsbehandlingen på placebo respons.

- Påverkan via förväntning i hjärnans belöningssystem (dopamin systemet) på placebo respons.

- Påverkan via betingande reflexer enligt Pavlov på placebo respons.

- Påverkan via sociala kontakter, där t.ex. andras erfarenheter av behandling påverkar.

- Påverkan via tidigare egna behandlingar som bekräftar behandlingsresultat.

Figur 9.1 Placebo effekter

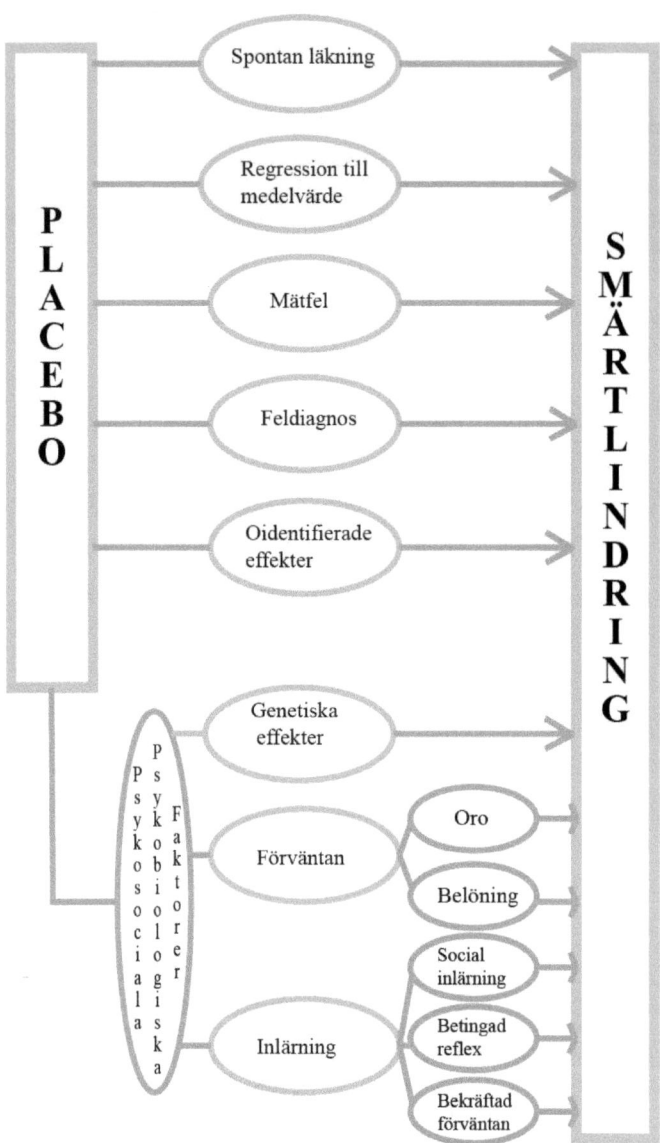

Enligt Benedetti är bästa sättet att dokumentera placebo/nocebo effekter att studera smärttillstånd och Parkinsons sjukdom, beroende på att de neurala nätverken som påverkar dessa sjukdomstillstånd till stor del har identifierats. Mekanismen involverar opiod-CCK-dopamin nätverken som påverkar smärta och delar av de basala ganglierna nätverket i fråga om Parkinsons sjukdom. Viktiga slutsatser har kunnat dras om placebo/nacebo påverkan i studier av dessa neurala nätverk.

I vanliga kliniska test är man bara intresserad av att konstatera om det utprovade läkemedlet har en bättre påverkan på sjukdomstillståndet än det overksamma medlet i placebopillren. Men vid granskning av verkliga antidepressiva läkemedelstester (Kirsch I (se ref. 9.4) "listening to Prozac but hearing placebo: a metaanalysis of antidepressant medication") har man kunnat visa att 25 % av patienterna har fått en spontan läkning och att 50 % har fått en ren placebo effekt medan endast 25 % av patienterna har en reell påverkan av läkemedlet. I sin bok "The emperor's new drugs: Exploring the antidepressant myth" (se ref. 9.5) beskriver psykologi professorn Irwing Kirsch hur läkemedelsindustrin i sin iver att få nya läkemedel godkända av FDA, använder metoder för att få läkemedlen att framstå i en bättre dager genom att låta bli att publicera negativa studier, publicera samma positiva studier flera gånger, publicera selektivt från vissa studier, publicera data som skiljer sig från rapporterna till FDA och gjort upprepade test tills man fått positivt resultat.

Allmänt om mekanismerna bakom placeboeffekten är patientens förväntningar på den behandling av sjukdomen som skall inledas. Generellt kan sägas att förväntningarna är ett sätt för kroppen att förutse och hantera ett förväntat resultat av behandlingen. En mekanism är att förväntat negativt resultat av sjukdomsbehandlingen ökar oron och därmed smärtupplevelsen, medan ett förväntat positivt resultat minskar smärtan och aktiverar belöningssystemet i kroppen. I studier har det visats att vid placebo behandling så har patientens oro reducerats beroende på att när patienten förväntar att smärtan skall avta inom kort, minskar oron och därmed minskar aktivering av hjärnans områden som hanterar oro och hot t.ex. amygdala vilka är involverade i smärtupplevelser.

Kartläggning av patientens oro/ängslan beroende av en persons personliga läggning respektive oro/ängslan i en speciellt utsatt situation visar att placebo behandling påverkar att smärtupplevelse minskar vid ett akut stresstillstånd medan patientens eventuella nervösa personlighet inte är placebo påverkbar. Även i Sverige bedrivs forskning om placebo/nocebo effekter på Karolinska Institutet i Stockholm under ledning av Martin Ingvar som är professor för institutionen för integrativ medicin. Forskningen finansieras av en donation 2005 från en amerikansk affärsman Bernard Osher och kallas därför "Osher Centre for Integrative Medicine". Institutet bedriver forskningsprojekt inom olika komplementära medicinska behandlingar som akupunktur, sömnstörningar, hypnos och placebo/nocebo effekter.

Det finns ett antal forskningsrapporter från institutet angående placebo effekter, där bl.a. forskaren Doktor Predrag Petrovic studerat placebo effekter med PET och fMRI metoder. Vid studien med hjälp av fMRI av aktiviteter i hjärnans oro/ängslan nätverk (se Petrovic P, et al, "Placebo in emotional processing-induced expectations of anxiety relief activate a generalized modulatory network, ref. 9.6") kan man se en minskande effekt av obehagskänslor beroende på placebo effekter.

Vid experimentets första dag fick friska försökspersoner läkemedlet Midazolam (benzodiazepine) eller benzodiazepine receptor antagonisten Flumazenil i samband med presentation av bilder med starkt chockerande/obehagligt innehåll (bl.a. stympade kroppar). Som förväntat mildrade Midazolam verkan vid presentation av de obehagliga bilderna medan Flumazenil hade motsatt ökande effekt av obehag. Efter första dagen hade försökspersonens förväntningar förstärkts att reagera på de två olika läkemedlen. När försöket fortsatte dag två blev personerna informerade att de skulle få samma behandling av läkemedel, men istället fick de placebo behandling med verbal information om att läkemedlet innehöll samma substans som under dag ett. Man fick ett signifikant resultat där placebo gav samma resultat som Midazolam med reduktion av obehagskänslan när man angav att det läkemedlet gavs ,medan man fick ökat obehag när antagonisten Flumazenil angavs som läkemedel i placebo. Undersökning med fMRI visade att blodflödet i hjärnan ändrades både i anterior cingulate cortex (ACC) och lateral orbitofrontal cortex (se fig. 9.2), vilka områden också är involverade i placebo smärtlindring. I en tidigare studie(Petrovic P, Kalso E, Petersson KM, Ingvar M, 2002, "Placebo and opioid analgesia-imaging a shard neuronal network, ref. 9.7") med PET metoder visades att samma neurala nätverk som är inblandat vid smärtlindring via morfin också är involverat vid placebo behandling med en placebo injektion av saltlösning där kroppens eget smärtlindrande endorfin är inblandad. Studierna pekar på att det är liknande mekanismer som ingår i placebo påverkan vid emotionell påverkan som vid den smärtstillande påverkan via placebo piller/injektioner (förväntan). Förutom förväntningar och inlärning så har viss forskning pekat på att vissa genetiska komponenter kan påverka placebo effekter som vid t.ex. psykiatriska sjukdomar, depression och panik attacker.

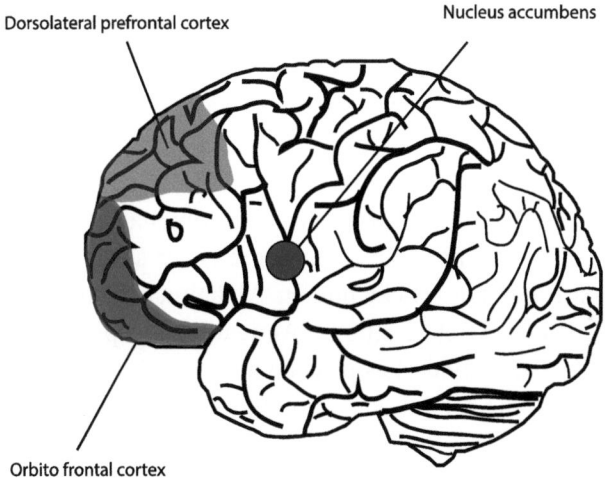

Figur 9.2 Anatomi placebo områden

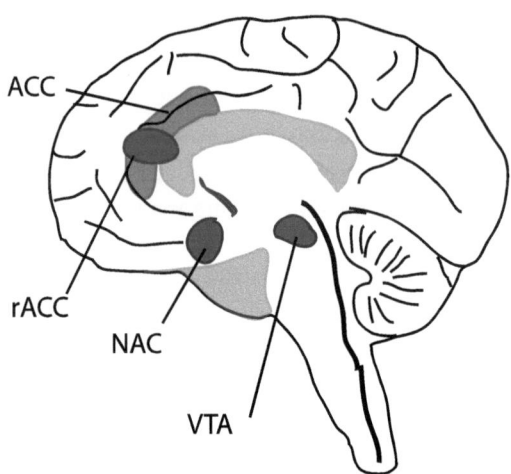

Figur 9.3 Anatomi Nucleus accumbens

Benedetti har även i studier med hjälp av bl.a. EEG analyser sett att patienter med Alzheimers sjukdom har en reducerad förmåga att få någon placeborespons. EEG analyserna visar att en Alzheimer patient har ett degenererat neuralt nätverk mellan de prefrontala loberna och till övriga hjärnområden. Detta innebär att den normala förväntan effekten av placebo som kommer från prefrontala loberna inte når fram till opiod nätverken, varför man måste ge högre doser av t.ex. morfin för att få samma smärtlindrande effekt hos en Alzheimers patient. Andra studier (Eippert F, Bingel U et al, 2009, "Activation of opioidergic descending pain control systems underlies placebo analgesia", ref. 9.8") där man med fMRI undersökning sett att den opiod blockerande antagonisten naloxone reducerar den placebo inducerade inverkan från dorsolateral prefrontal cortex och rostral anterior cingulate cortex (rACC). Dessa två mekanismer med blockad av placebo inducerad smärtlindring från Alzheimers sjukdom respektive från opiod antagonisten naloxone från prefrontala loberna kan även i experiment framkallas med repetitiv Transkraniell Magnetisk Stimulans (rTMS) av prefrontal cortex. Detta pekar starkt på att de prefrontala loberna i hjärnan är involverade i placebo effekter.

När det gäller nocebo påverkan, finns också forskning som visar att oro/ängslan nätverken är inblandade i ökande smärtpåverkan. I en studie (Colla L, Sisaudo M, Benedetti F, 2008, The role of learning in nocebo and placebo effects, ref. 9.9) med friska personer som gavs antingen en taktil eller elektriskt genererad smärta genom en lågintensiv stöt så kunde smärtupplevelsen förstärkas genom att ge ett overksamt placebo piller med en verbal information att läkemedlet kunde ge en ökande smärtupplevelse. Det blev alltså en nocebo effekt vilken kan ge ökande smärtupplevelse och även att t.ex. vissa hudområden kan bli smärtsamt hyperkänsliga för beröring. Negativa förväntningar av en behandling kan ge en förstärkning av smärttillstånd i flera av hjärnans regioner som hanterar smärta, som cingulate cortex, Prefrontal cortex, Insula och hippocampus vilket känneteck- nar nocebo effekter.

Redan 1997 genomförde Benedetti en studie för att kartlägga de bi- okemiska vägarna som är inblandade i placebo/nocebo effekter (Benedetti F, Amanzio M, Casadio C, Oilaro A, Maggi G, 1997, "Blockade of nocebo hyperalgesia by the cholecystokinin antagonist proglumide, ref. 9.10") och upptäckte att det finns en neural mekanism som är direkt inblandad vid nocebo effekter. Studien genomfördes med postoperativa patienter som hade en mild smärta och vilka fick en injektion som enligt läkaren skulle intensifiera smärtan inom 30 minuter. Antingen fick patienten en overk- sam injektion av saltlösning eller substansen proglumide vilken blocker- ar ett hormon cholecystokinin (CCK), som vid ängslan/oro medför större smärtkänslighet. När patienten fick en saltlösningsinjektion (placebo) ökade smärtan medan vid proglumide injektioner så fick man ingen ökad smärtreaktion. Alltså när receptorerna för hormonet cholecystokinin bloc- kerades så stoppades nocebo effekten totalt.

Vid en senare studie 2006 (Benedetti F, Amanzio M, Vighetti S, As- teggiano G, 2006 "The biochemical and neuroendocrine bases of the hy- peralgesic nocebo effect, ref.9.11") konstaterade Benedetti att nocebo ef- fekter är starkt relaterade till ängslan/oro nätverket. Proglumide blockerar smärtreceptorerna genom neutralisering av hormonet cholecystokinin (CCK), vilket är ansvarigt för den ökade smärtkänsligheten. Men proglu- mide påverkade inte utsöndringen av hormonet ACTH vilket ger hyperaktivitet i hypotalamus-hypofys-binjure nätverket vid nocebo påverkan, Behandling med läkemedlet Diazepam (benzodiazepine) som påverkar ängslan/oro nätverket direkt genom både blockering av CCK och minskning av hormonet (ACTH) har en lugnande effekt.

Som nämnts tidigare är även hjärnans belöningssystem, drivet av två grundläggande neurotransmittrar dels dopamin som bl.a. påverkar ökat välbefinnande och dels serotonin som har en hämmande funktion, involverat i placeboeffekter. Ett område i hjärnan nucleus accumbens (NAC) som utgör en del av basala ganglierna (se fig.9.3) och räknas till det limbiska systemet ingår i hjärnans belöningssystem och får styrning från bl.a. ventral tegmental area (VTA)och frontallobens hjärnbark. Djurstudier har visat att NAC producerar mer dopamin och reducerar serotonin under påverkan av droger. Det är VTA som producerar dopamin och via axoner påverkar NAC men är även inblandad i opiod nätverken och påverkas av heroin och morfin. NAC är inblandad i mekanismerna för drogberoende och även hur vårt känsloläge styr ansiktsuttryck och kroppsspråk. Forskningsstudier av bl.a. ("David J Scott et al, "Individual Differences in Reward Responding Explain Placebo-Induced Expectations and effects", ref. 9.12)pekar på att en stor placebo effekt är associerad med ökad dopamin och opiod aktivitet i NAC. Medan en nocebo effekt är motsatt med en minskning av dopamin och opiod aktivitet i NAC. Studierna pekar också på att inverkan av placebo/nocebo effekter via NAC är påverkade av olika individers känslighet och fysiologi vilket medför att smärtlindring via placebo varierar mycket mellan olika individer. Detta är en parameter som bör vara med vid uttagning av försökspersoner i forskningsprojekt.

Förutom placeboeffekter inducerade av förväntningar och inlärning har senare forskning visat att man kan få placeboeffekter även av påverkan på en för medvetandet omedveten nivå. I en studie: (Karin B Jensen, Ted J Kaptchuk, Irving Kirch, Jacqueline Raicek, Kara M Lindstrom, Chantal Berna, Randy L Goilub, Martin Ingvar, Jian Kong, "Nonconscious activation of placebo and nocebo pain response" ref. 9.13) har man i experiment funnit placebo/nocebo effekter som inte beror på kognitivt medvetande. Neuroradiologiska studier visar att hjärnstrukturer som striatum och amygdala bearbetar inkommande stimulis innan de når en medveten nivå och resulterar i icke medveten inverkan på kognition och beteende.

Placebo genom betingning

Forskning om placebo effekter beroende av betingning enligt Pavlovs modell pågår bl.a. under ledning av psykologi professorn Manfred Schedlowski vid universitetet i Essen Tyskland. Pavlov visade att man kunde påverka hundars salivavsöndring avseende förväntad mat genom att ringa i en klocka samtidigt som maten serverades under en tid. Därefter kunde salivavsöndringen framkallas genom att endast ringa i klockan då hundens hjärna programmerats att förvänta sig mat, så kallad betingad reflex. Professor Schedlowski har under lång tid forskat inom immunologi bl.a. avseende hur man skall kunna motverka bortstötning av transplanterade organ, t.ex. hjärtan, när donatorn inte är nära släkt med den som skall transplanteras. Man har tidigare studerat hur man kan påverka kroppens immunförsvar i studier på råttor.

En medicin som användes för att minska immunförsvarets bortstötning av nya organ är läkemedlet cyclosporin A som har en kraftig immunsänkande effekt. I experiment med råttor har man gett en söt dryck samtidigt som man injicerat läkemedlet i tre träningsperioder med pauser emellan. Därefter får råttan den söta drycken utan att medicinen ges, men kontroller av immunologiska parametrar i blodet visar att man ändå får en liknande påverkan av immunsystemet bara med placebon den söta drycken. Forskningsresultatet visar i fallet med transplantation kan medicineringen minskas med hjälp av betingning enligt liknande principer och därmed medföra färre biverkningar. Andra forskargrupper har fått liknande resultat även med andra preparat och i fall där man istället vill öka aktiviteten i immunsystemet. Betingning är en form av associativ inlärning där man lär hjärnan i detta fall koppla en söt dryck till dämpning av immunsystemet. Andra experiment med råttor har visat att vid transplantation av hjärtan så stöts organet bort inom 8-10 dagar om man inte ger någon immundämpande behandling. Medan överlevnaden ökade till 15 dagar om djuret hade betingats i förväg med den söta drycken. Om man endast tillförde 10 %

av normal dos i samband med betingningen så överlevde 33 % av råttorna experimentet. För att testa om man kan få samma resultat på människor så har under ledning av professor Schedlowski en studie gjorts på mänskliga försökspersoner (Schedlowski M et al, 2002, "Behavioural conditioning of immunosuppression is possible in humans" ref. 9.14) och fått signifikant liknande resultat. I studien ingick 34 friska män som testades under en två veckors period och indelades i två grupper där 18 personer fick kapslar med läkemedlet cyclosporin A medan övriga 16 i kontrollgruppen fick utseendemässigt samma kapslar som innehöll placebo. Försökspersonerna informerades om att de skulle få läkemedlet under en av de två veckorna men inte exakt när. Alla försökspersonerna fick samma behandling med intag av läkemedelskapslarna två gånger (var 12 h) varje dag i tre dagar med samtidigt intag av en dryck med en speciell iögonfallande illgrön färg och med en ny smak av mjölk smaksatt med jordgubbsmak och droppar av lavendelolja. Dryckens starka färg och unika smak skall ha ett nyhetsvärde för nervsystemet för att framkalla starka kognitiva reaktioner för snabb inlärning. Under dag 4-7 gavs ingen vidare behandling, medan man dag 8-10 gav en liknande behandling som tidigare men nu fick samtliga deltagare placebo kapslar tillsammans med drycken. Vid dag 1, dag 3, dag 8 och dag 10 togs blodprover på deltagarna för analys av immunsystemets svar på behandlingen.

Forskarna konstaterade att man för första gången lyckats visa en betingad reflex i en människa immunsystem där man med en speciellt utformad dryck kopplad till en återkommande behandling med ett immunhämmande läkemedel kunnat visa att man med den speciella drycken (placebo) därefter hos personen kunnat erhålla nästan samma immunsänkande effekt som läkemedlet i detta fall cyclosporin A ger. Professor Schedlowski tror att denna forskning skall kunna innebära att man i en framtid med metoden betingad reflex skall kunna minska behovet av läkemedel vid transplantationer. Detta ger mindre biverkningar och sänker kostnader för den livslånga behandlingen. Metoden kan troligen även användas vid andra autoimmuna sjukdomar som t.ex. reumatoid artit eller psoriasis. Den fortsatta forskningen skall bl.a. undersöka mekanismen bakom att vissa personer svarar mycket bra på betingad behandling med placebo medan andra har mindre effekt av behandlingen. Eventuellt kan genetiska faktorer vara inblandade i olika personers svar på betingad placebo behandling.

Andra studier har också visat att om en patient regelbundet tagit medicinen Asperin där man präglats av tablettens form, färg och smak och ersätter behandlingen med overksam placebo tabletter med liknande utförande så kan patienten känna smärtlindring via placeboeffekten. Generellt kan man säga att placebo behandling efter en tidigare läkemedelsbehandling har större effekt än om placebo ges för första gången, vilket visar på en inlärningseffekt. Experiment har visat att det finns ett samband mellan placebo tabletternas form genom att kapslar har större inverkan än piller och att tabletternas färg kan påverka i olika grad beroende av den behandlade sjukdomen. Följande färger har visat sig fungera bäst enligt gjord forskning.

Gula tabletter - effektiva mot depression

Röda tabletter - stimulerande, uppvaknande effekt

Gröna tabletter-Ångest dämpande

Blå tabletter-lugnande inverkan

Vita tabletter- Antidepressiv effekt, även vid t.ex. magsår

Det visar sig också att det finns en hierarki i placebo behandling där ökande effekt fås enligt följande ordning: tabletter, kapslar, injektioner, akupunktur respektive falska kirurgiska ingrepp. Generellt har placebobehandling visat en större inverkan på psykologiska sjukdomstillstånd eller psykosomatiska sjukdomar, medan man i fall av t.ex. cancer eller virussjukdomar inte kunnat dokumentera någon nämnvärd inverkan.

Upplevelser av hur läkare och sjukvårdspersonal bemöter patienter har också i studier visat sig i hög grad påverka patientens smärtupplevelser och påverkan av placebo/nocebo effekter. Det är viktigt att patienten blir "sedd" och tagen på allvar och att den verbala informationen från läkaren är oerhört central. Information om eventuella biverkningar av läkemedel eller behandlingar bör ges på ett sätt så att nocebo effekter minimeras. Forskningen om placebo effekter är inriktad på att förstå mekanismer i hjärnan bakom t.ex. smärtlindring och i en framtid kunna maximera de positiva bidragen från placebo effekter vid behandling av olika sjukdomstillstånd. Som nämnts i kapitel 8 om hypnos kan ur historisk synpunkt pekas på hur t.ex. Axel Munthe i sin bok "Boken om San Michele" även berör ämnet placebo. I flera kapitel redogör han för hur man ger diagnoser på olika vällevnads symtom hos sina ofta kvinnliga överklasspatienter med påhittade diagnoser som appendicitis eller Colitis. Detta har medfört uppenbara placebo effekter och naturligtvis även en bra regelbunden inkomst. Denna typ av behandling medförde ofta en uppknytning av patienten till den behandlade läkaren under längre behandlingstider.

Som vi sett i kapitlen om biofeedback, hypnos och placebo kan smärttillstånd påverkas av olika typer av behandlingar. När det gäller psykosomatiska sjukdomstillstånd har på senare tid även KBT (kognitiv beteende terapi) och andra psykologiska terapimetoder kunnat påvisas ha liknande effekter som behandling med placebo ger, bl.a. behandling av tarmsjukdomen IBS (Irritable Bowel Syndrome). Tidigare har man inte vetat om det är samma mekanismer som ligger bakom den smärtlindrande effekten i dessa olika behandlingsmetoder, men med fMRI, PET och MEG har en noggrannare kartläggning av de olika hjärnområden som är inblandade i smärtupplevelser kunnat genomföras. I en studie "Brain activity during pain relief using hypnosis and placebo treatments: A literature review" (se ref. 9.15) har Svetlana Kirjanen vid University of Helsinki, Finland gjort en jämförande litteraturstudie om mekanismerna bakom hypnos respektive placebo. Studien utmynnar i att det finns vissa gemensamma mekanismer mellan hypnos och placebobehandling, men också skillnader som visar på att det är olika områden i hjärnans totala smärtnätverk som påverkas beroende av vald behandlingsmetod (se tabell 9.1)

Tabell 9.1 Smärtpåverkan

Hjärnarea	Hypnos	Placebo
Somatosensory cortex	X	X
Insula	X	X
Thalamus	X	X
ACC	X	X
Prefrontal cortex	X	X
Amygdala		X
Hypothalamus		X
Hippocampus		X
PAG		X
Nucleus accumbens		X
Occipital cortex	X	
Basal ganglia	X	

Forskningen inom placebo berör mycket om de ingående neurokemiska processerna medan hypnosforskningen är riktad mot klinisk forskning och om den innefattar olika medvetandetillstånd. Forskningen om interaktionen mellan "Body/Mind" är intressant och borde göras mer tvärvetenskaplig, då mekanismerna bakom biofeedback, hypnos, placebo och psykologiska terapier troligen har fler gemensamma grunder.

Kulturell betingad placebo

Homeopati är en alternativ medicinsk skola, där man får förmoda att placebo effekter ofta är den enda botande effekten. Homeopati bygger på teorier från läkaren Samuel Hanemann (1755-1843) där grundiden är att ett ämne som kan skapa vissa sjukdomssymtom hos en frisk individ kan bota samma symtom hos en sjuk individ. Principen benämns "lika botas med lika" eller "Similia Similibus curentur" och emanerar från då Hanemann på 1790 talet experimenterade med kinabark som vid tiden användes för behandling av frossa vid malaria och upptäckte att om han intog en låg dos av läkemedlet fick han samma symptom som malariasjuka drabbades av som omtöckning, frossa och skelettsmärtor. Denna princip "lika botas med lika" härstammar bl.a. från Paracelsus (1493-1541) som i sina skrifter 250 år tidigare framfört denna princip. Denna "upptäckt" medförde att Hanemann fortsatte ett systematiskt utforskande om att testa örter och mineraler på friska personer och se vilka effekter de gav och sedan behandla sjuka som har dessa symptom med "läkemedlet". Fram till ca 1800 hade Hanemann systematiskt provat ut ca 90 olika organiska och oorganiska substanser enligt detta system och börjat använda dessa i sin läkarpraktik.

År 1810 utgav Hanemann boken "Organen der Rationellen Heilkunde" som sedan var utgångspunkten för homeopatins fortsatta utveckling. Idag omfattar en reviderad version "Materia Medica" ca 2000 homeopatiska läkemedel. Homeopatin hävdar också att ett "läkemedel" blir mer potent ju mer substansen späds ut i t.ex. vatten. Man säger att utspädningen frigör dynamiska krafter som finns i den läkande substansen. Det finns tre olika system att framställa homeopatiska läkemedel där bokstäverna D=10 ggr, C=100 ggr och LM= 50000 ggr anger faktorn mellan varje grad av utspädning t.ex. D2= 100 ggr, C2= 10000ggr, D6= 1 miljon ggr, D9= 1 miljard ggr och vid D23 har Avogadros tal uppnåtts som säger att troligtvis finns ingen substans av läkemedlet kvar. Dessutom skall flaskan vid varje utspädning slås mot något hårt föremål ett föreskrivet antal gånger för att frigöra läkande krafter.

Teorin om potensiering är att verkan av ett läkemedel är omvänt proportionellt till dess verksamma substans och kraften i ett ämne ligger i substansens mönster och ju mindre av ämnet desto större är mönstrets kraft. Det förklaras med att någon form av energi bildas och förstärks genom att lösningen skakas rytmiskt vid utspädningarna. Enligt homeopatin genom att "lika botas med lika" medverkar ämnen som framkallar sjukdomssymptom till att kroppens immunsystem aktiveras. Man säger också att varje sjukdom är individuell och därmed är det inte säkert att samma läkemedel skall användas hos två olika personer med samma symptom. Homeopatin betonar att man skall behandla hela kroppen och att det bara är de sjuka cellerna som reagerar på utskrivet homeopatiskt läkemedel.

Den tidigare granskningen av den nuvarande placebo forskningen i detta kapitel, pekar på att placeboeffekter kan erhållas och påverkas av många olika mekanismer i en patients hjärnfunktioner och yttre påverkningar från omgivande miljö. Den otroliga utspädningen av aktiva substanser i homeopatiska läkemedel kan med stor sannolikhet uteslutas som den verksamma delen i en homeopatisk behandling. Däremot kan de oftast positiva och djupgående samtalen om patientens sjukdomsbild och symptom, som kan omfatta ett två timmars besök, medverka till en placebo effekt enligt den tidigare beskrivna forskningen. Placebo effekten förstärks dessutom genom förskrivning av ett eller flera homeopatiska läkemedel med en positiv verbal suggestion om dess helande verkan. Vissa homeopater har även elektroniska mätutrustningar som kan förstärka placebo effekter.

Under mänsklighetens historia har sjukdomar och hemsökelser via epidemier härjat med mycket lidande och död. Innan man under senare delen av 1800 talet började kunna ta fram verksamma mediciner och införa hygieniska förhållanden var man utlämnad till läkare, medicinmän eller "kloka gubbar/gummor" som inte hade tillgång till mediciner som t.ex. antibiotika utan använde koppning och åderlåtning som universalmedel. Dessa kurer kunde i många sammanhang medföra försämring av den sjukes allmäntillstånd vid allvarliga sjukdomar. Den verksamma delen i behandlingarna var patientens förmåga till självläkning, vilken understöddes av placebo effekter från de ofta karismatiska läkarna/medicinmännen och deras dekokter.

En modern variant av denna verksamhet som troligen är starkt beroende av placeboeffekter är inom bl.a. den karismatiska kristna väckelsen, där helbrägdagörare genom handpåläggning och böner helar människor genom under med trons hjälp. Speciellt i USA verkar ett antal pastorer i TV-sända möten där man t.ex. kunde se Peter Popoff i en tre timmar helbrägdagörelsegudstjänst skrika och orera i guds namn. Det ordnas en kö av lidande vid scenkanten där helbrägdagöraren tar hand om dem en och en. Genom handpåläggning och utdrivande av onda andar lösgörs de från satan och många kollappsar på golvet av rörelse i den uppdrivna

217

stämningen ofta ackompanjerad av suggestiv musik. Undren åskådliggörs genom att sjuka slänger kryckor och går eller reser sig ur rullstolen och till och med talar man om att ben har förlängts under helandet. Magikern James Randi som samarbetar med organisationen CSI (Committee for Skeptical Inquiry) som granskar påstådda övernaturliga fenomen, har utlyst en belöning på 1 miljon dollar till den som kan bevisa någon form av övernaturligt fenomen och granskade fenomenet helbrägdagörelse på 1980 talet. Randi granskade den TV-kände helbrägdagöraren Popoffs metoder under 1985-1986 och kunde bl.a. avslöja en hemlig radiokommunikation mellan Popoffs fru Elizabeth och Popoff under predikningarna där insamlad information om besökarna innan mötet användes som ingivelser från gud. Även t.ex. metoden att ryggproblem beroende på påstådda olikheter i en besökares benlängd skulle åtgärdas genom helande, visades kunna manipuleras med lämpliga kameravinklar och manipulering av ena skons läge på foten. I TV programmen ägnades mycket tid till att påverka tittare att skänka pengar till organisationen som understödde Popoff. Randis avslöjande fick stor uppmärksamhet i USA och medförde konkurs för Popoffs organisation 1987.

Om man idag söker på internet är samma typ av verksamhet igång igen och Peter Popoff säljer genom sina TV program (vilka sänds över TV nätverk både i USA, Europa och Australien) "Miracle Spring Water", "Holy Sand" och "Miracle Manna". Dessa produkter skall ha undergörande effekter och ge både bot för sjukdom och påverka framgång i t.ex. ekonomiska frågor. Som vi sett om forskningen angående placebo kan den karismatiska effekten från en helbrägdagörare (faith healers) troligen påverka psykosomatiska sjukdomar, men det är ett falsarium att hävda dessa under, med stor ekonomisk vinning, angående t.ex. benförlängning och att ge cancerpatienter falska förspeglingar om botande. Troliga effekter är istället placeboeffekter av endorfiner och kanske dopamin med kortvarig smärtlindring. Helbrägdagöraren hävdar också ofta att om man inte blir botad beror det på att tron på gud inte är tillräckligt stark, vilket kan försätta personen i mentala kriser.

Även i Sverige har helbrägdagörelse nyligen undersökts i programmet "Kalla Fakta" i TV4, där helbrägdagöraren Jens Garnfeldt från Danmark med verksamhet i flera länder bl.a. Sverige har granskats. I programmet framgår att Garnfeldt använder liknande metoder med benförlängning och utlovande av bot av cancer som i de Amerikanska förlagorna och uppmanar besökare att ge stor gåvor till organisationen bakom Garnfeldt. Under ett möte påstår Garnfeldt t.ex. att gud sagt till honom att det finns ett antal personer i lokalen som kan ge summor på 10000 kronor var. Denna typ av manipulation påverkar ofta äldre personer att ta av sin redan låga inkomst för att ge bort sin sista skärv. Många lokala församlingar i den Svenska Evangeliska Alliansen (SEA) avfärdar dessa fristående predikanter och deras verksamhet.

I historiskt perspektiv finns i de flesta primitiva stammar på jordens alla kontinenter olika former av tro på naturväsen (t.ex. animism, shamanism) och på de avlidna förfädernas andar. Olika präster, medicinmän, shamaner eller nåjder har via legender, ritualer och ofta i trance under exstatiska former förmedlat budskap från andevärlden. Men även anlitats för botande av sjukdomar via helande eller dekokter av örter eller talismaner som laddats med särskild magisk kraft. En av dessa religioner är Voodoo religionen som utövas i många former i t.ex. Haiti, Puerto Rico, New Orleans i USA och Västafrika. I voodoo riter finns inslag av dyrkan av förfäder och andar som är en typ av animistiska religioner. På Haiti är voodoo folkreligion jämte romersk katolicism. Det förekommer vissa avarter ibland voodoo religioner där det kan ingå riter för att forma zombier, vilka är en person som genom gift fråntagits sin fria vilja. Skapandet av zombies har använts på vissa håll som billig arbetskraft och skapandet av zombies tillskrivs mäktiga houngans (voodoo präster) som har tillgång till komplexa gifter och ceremonier för skapande av en zombie. En annan avart är skapandet av voodoo-dockor (som skall efterlikna aktuell person) i vilka man sticker nålar och uttalar förbannelser för att via svart magi påverka personen negativt eller t.o.m. önska livet ur honom.

I denna typ av stamsamhällen kan det genom att den utpekade personen utesluts ur gemenskapen och behandlas illa leda till en för tidig död beroende av den psykiska stress som personen utsätts för. Man kan säga att i ett sådant fall av nocebo effekter kan tanken på förbannelsen och tron på voodoo prästen påverka det autonoma nervsystemet att orsaka sjukdom eller till och med död. I övrigt kan man anta att det är placebo effekter som är inblandade i de eventuella botande effekterna av sjukdomar.

I detta kapitel som belyst forskningen om placebo/nocebo effekter framgår att senare tids nya metoder med fMRI, MEG, PET och EEG utrustningar har kunnat ge helt ny förståelse av de olika centra i hjärnan som är inblandade i smärtupplevelser. Bland annat har betydelsen av kroppens egna endorfiner och signalsubstansen dopamin visats kunna reducera smärta även med placebopiller (sockerpiller). Framtida forskning är inriktad på att i ordinarie medicinsk behandling tillvarata placebo effekter för att maximera effekten av mediciner och behandlingar av sjukdomstillstånd. En intressant aspekt är att tidigare relaterade smärtbehandlingar som biofeedback, hypnos, placebo har liknande effekt som KBT och andra psykologiska terapier på psykosomatiska sjukdomstillstånd och borde studeras tvärvetenskapligt för att kartlägga grundläggande gemensamma mekanismer i hjärnan.

Efterskrift

Denna bok är resultatet av två års intensivt studerande av de accelererande resultaten från den pågående hjärnforskningen. Bland annat de pågående projekten "The human connectome" projekt i USA och "Human Brain projekt" i Europa genererar ny kunskap i snabb takt. Under mina 34 år med forskning och utveckling av radarsystem för Jaktviggen och JAS-projektet har jag mött många kollegor med liknande erfarenheter av implicit lärande (tyst kunskap) som förmedlas i boken. Detta tyder på att vi har en dold kapacitet i hjärnan som omedvetet är inblandad när vi ställs inför nya svårare problemlösningar. Man kan hoppas att de nya forskningsrönen hjälper oss att hitta metoder för att stödja dessa omedvetna processer i hjärnan.

För inspiration till boken är jag tacksam för alla diskussioner runt fikabordet på EMW, där många av dessa frågor har tagits upp av mina arbetskamrater. Speciellt tack riktas till de två chefer som anställde mig på EMW och vilka fungerat som mina mentorer. Rune Jacobsson (Jack) var min första gruppchef och var den som har format min syn på logik och vetenskaplig stringens. Sektionschefen Ingvar Sundström sedermera chef för hela JAS radarutveckling fungerade som min mentor med briljant tekniskt ledarskap.

I avsnittet om Aikido vill jag tacka Ulf Evenås(7 Dan) för tillgång till bildmaterialet. Dessutom har diskussioner med medlemmar i Göteborgs Aikidoklubb tillfört nya kunskaper. Ett speciellt tack till Ronny Irekvist (6 Dan) och Zeth Moberg (6 Dan) för djupgående diskussioner.

När det gäller utformning av den neurologiska delen av boken går ett speciellt tack till Rolf Ekman professor emeritus i neurokemi vid Göteborgs Universitet och Per-Olof Nilsson professor emeritus i fysik vid Chalmers för goda råd och inspiration. Slutligen ett tack till min sambo Lena som varit ett stöd och bollplank under bokens tillkomst. Lena har också utformat den grafiska designen av bokens inlaga och bokomslag.

REFERENSER
Kapitel 1

1.1 Aurelius Augustinus, år 397, (bok11, § 17-41): *Confessions and enchiridion*, översättning: Albert C Outler.

1.2 M.S. Gazzaniga, I.E. Bogen, R.W. Sperry, 1963: *Laterality effects in some thesis following cerebral commissurotomy in man.*

1.3 M.S. Gazzaniga, I.E. Bogen, R.W. Sperry, 1965: *Observations on visual perception after disconnexion of the cerebral hemispheres in man.*

1.4 D. O. Hebb, 1949, Organization of behaviour: *A neuropsychological theory.* New York: John Wiley and Sons.

1.5 H. Georg Kuhn et al., 2009: Cardiovascular fitness is associated with cognition in young adulthood. PNAS volym 106 no. 49.

1.6 Hans Berger, 1929: *Über das Elektroenzephalogramm des Menschen. Archiv für Psychiatrie und Nervenkrankheiten*, 1929, 87: 527-570.

1.7 Hans H. Kornhuber, Lyder Deecke, 1965: *Hirnpotentialänderungen bei willkyrbewegungen und passiven Bewegungen des Mensch: Bereitschaftspotential und reafferente potentiale.*

1.8 Libet et al., 1964: *Production of threshold levels of conscious sensation by electrical stimulation of human somatosensory cortex*, Journal of Neurophysiology 27.

1.9 Libet et al. 1967: *Responses of human somatosensory cortex to stimuli below threshold for conscious sensation*, Science 158.

1.10 Libet et al., 1979: *Subjective Referral of the Timing for a Conscious Sensory Experience*, Brain 102.

1.11 Libet et al. 1983: *Time of conscious intention to act in relation to onset of cerebral activity (readiness potential): the unconscious initiation of a freely voluntary act*, Brain 106.

1.12 Libet et al., 1991: *Control of the transition from sensory detection to sensory awareness in man by the duration of thalamic stimulus. The cerebral "time-on" factor*, Brain 114.

1.13 David Chalmers, 1995: *Facing up to the problem of consciousness*, Journal of consciousness studies 2.

1.14 Libet, 1994, *A testable field theory of mind-brain interaction*, JCS 1.

1.15 Wolf Singer, 2007, *Binding by synchrony*, Scholarpedia 2.

1.16 John-Dylan Haynes et al., 2011, *tracking the unconscious generation of free decisions using ultra-high field fMRI*, DOI 10.1371/journal. pone.0021612.

1.17 Marcus Raichle, Debra Gusnard, 2001, *searching for a baseline: Functional imaging and the resting human brain.* Nature Reviews Neuroscience, vol.2.

1.18 Martijn van den Heuvel, Olaf Sporns, 2011, *Rich-Club Organization of Human Connectome,* Journal of Neuroscience.

1.19 Martijn van den Heuvel, Olaf Sporns, et al. 2013, *Abnormal Rich Club Organization and Functional Brain Dynamics in Schizophrenia,* JAMA Psychiatry vol. 70.

Litteratur

Christoph Fahlke et al., 2012, *Fysiologisk bildordbok,* Liber AB.

Lars Olson, Anna Josephson (red.), 2012, *Hjärnan,* Karolinska Institutet University Press.

Tor Nörrestranders, 1999, *Märk världen - en bok om vetenskap och intuition,* Bonnier Alba.

Kapitel 2

2.1 Christof Koch, 2004, *The Quest for consciousness*, Roberts & company publishers.

2.2 Ungerleider L. G., Mishkin M,1982, *Two cortical system, Analysis of visual behaviour*, MIT press

2.3 Marco Tamietto, Beatrice de Gelder et al., 2009, *Unseen facial bodily expressions trigger fast emotional reactions*, PNA, vol. 106, No 42.

2.4 Lucy Donaldson, Jan Melichar, 2007, *A taste of depression*, University of Bristol Research review, Issue 14, april 2007.

2.5 Devin Terhune et al., 2011*, Enhanced Cortical Excitability in Grapheme-Color Synesthesia and its Modulation*, Current Biology 21, december 2011.

2.6 D Brang et al., 2010, *Magnetoencephalography revels early activation of V4 in grapheme-color synesthesia,* Neuroimage 53.

2.7 Allan W Snyder et al., 2011, *Facilitate Insight by Non-Invasive Brain Stimulation*, PLos ONE, Volume 6, Issue2.

Litteratur

Jan Ygge, 2011, *Ögat och synen,* University press.

Kapitel 3

3.1 L Gallant et al., 2009, *Bayesian Reconstruction of Natural Images from Human Brain Activity,* Neuron 63.

3.2 L Gallant, 2011, *Reconstruction Visual Experiences from Brain Activity Evoked by Natural Movies*, Current Biology 21.

3.3 Y Kamitoni et al., 2013, *Neutral Decoding of Visual Imagery During Sleep*, Science Vol. 340.

3.4 Demis Hassabis et al, 2009, *Decoding Neuronal Ensembles in Human Hippocampus,* Current Biology 19.

3.5 Haynes et al., 2007, *Reading Hidden Intentions in the Human Brain,* Current Biology 17.

3.6 Owen AM et al, 2010, *Willful modulation of brain activity in disorders of consciousness,* The new England Journal of Medicine, 362

3.7 Gerwin Schalk et al, 2012, *Decoding onset and direction of movements using Electrocorticographic (ECoG) signals in humans*, Frontiers in neuroengineering, vol. 5

3.8 Brunner P et al, 2015, *Brain-to-text: Decoding spoken sentences from phone representations in the brain,* journal of Frontiers in neuroengineering, Doi. 10.3389/fnins.2015.00217

3.9 Picard R W et al, 2006, *Self-Cam Feedback From What Would be your Social Partner,* Research Posters, Boston MA august 3 page 138

3.10 Andy Mckinley et al, 2013, *Acceleration of image Analyst Training with Transcranial Direct Current Stimulation*, Wright State Research Institute Publications

3.11 Läkartidningen, 2009, nummer 14, *Vagn Liest har behandlat 300 patienter med magnetstimulering*

3.12 Rajesh Rao, 2014, *A direct Brain-to-Brain Interface in Humans*, PLOS Doi: 10.1371/journal.pone.0111332

Kapitel 4

4.1 Baris Sentuna, G Babayigit Irez, et al. *Six months aikido training shortens reaction time*, International journal of Human Sciences, se ref. 4

4.2 S. Stenudd, 1995, *Fem ringars bok, Rin no Sho*, Arriba förlag

4.3 Morihei Ueshiba, 2002, *The art of peace*. Shambhala

Litteratur

Stefan Stenudd, 1998, *Aikido- den fredliga kampkonsten*, Arriba förlag

Stefan Stenudd et al. 2010, *Tävling, träning, tradition Svensk budo och kampsport 50 år*, Arriba förlag

John Stevens, 1989, *The sword of no-sword, Life of the master warrior Tesshu, Shambhala*

Zeth Moberg, 2001, *Den pastellblå hunden*, Prius Press

Kapitel 5

5.1 K Stanovich, J Evans, 2013, *Dual-process theories of higher cognition: Advancing the debate*,

5.2 Daniel Kahneman, 2013, Tänka snabbt och långsamt,Bokförlag Volante

5.3 D Kahneman, 1974, A Tversky, *Judgment under uncertainty: Heuristics and biases*, Science, Vol. 185 No 407

5.4 Klein, 1988, *Rapid Decision Making on the fire ground*, Technical report 796, 1988, U. S. Army

5.5 Kahneman, 2009, *Conditions for intuitive expertise: a failure to disagree*, American Psychologist, Vol. 64 No 6

5.6 Praesto, 1997, Intuition: En bok om hur du utnyttjar dina dolda resurser, Liber AB

Kapitel 6

6.1 G. Rizzolatti et al., 1996, *Action recognition in the premotor cortex*, Brain 119, 593-609

6.2 Julius Fast, 1970, *Body language*, Simon & Schulster Adult Publishing group

6.3 Amy Cuddy, 2010, *Power Posing, Brief Nonverbal dispalays Affect Neuroendocrine Levels and Risk Tolerance,*Psychological Science 21

6.4 William James, 1890, *Principles of Psychology*

Kapitel 7

7.1 Barbara Brown, 1982, *Psykets dolda makt,* Wahlström & Widstrand

7.2 Chase, M.H., Sterman, M.B., 1967, *Maturation of patterns of sleep and wakefulness in the kitten.* Brain Research, 5:319-329

7.3 Sterman M.B., McDonald L.R., 1978, *Effects of central cortical EEG feedback training on incidence of poorly controlled seizures.* Epilepsia, 19(3):207-222

7.4 Christopher deCharms et al., 2005, *Control over brain activation and pain learned by using real-time functional* MRI, PNA Vol. 102 no 51

7.5 Lawrence A. Farwell et al., 2013, *Brain fingerprinting field studies comparing P300-MERMER and P300 brainwave responses in the detection of concealed information,* Cognitive Neurodynamics, Vol. 7, Issue 14

7.6 Chris Berker et al., 2010, *Accelerating Training Using Interactive Neuro- Educational Technologies: Applications to Archery, Golf and Rifle Marksmanship,* The International Journal of sport & society, Vol 1

Kapitel 8

8.1 David Spiegel et al, 2012, *Functional Brain Basis of Hypnotizability,* Archives of General Psychiatry, vol. 69 no 10

8.2 John Hartland, 1974, *Klinisk hypnos,* Natur och kultur

8.3 F Roelants, C Watremez et al, 2011, *Breast cancer surgery under hypnosis and local anaesthesia: Feasibility and potential benefits:* 8AP5-8, Vol. 28

8.4 F.L. Marcuse, 1960, *Hypnos,* Prisma

8.5 S Kallio et al, 2011, *The existence of Hypnotic State Revealed by Eye Movements*, PLOS ONE/6(10):e 26374 doi:10.1371/journal.pone 0026374

8.6 S Kallio, 2013, *A Preconscious Neural Mechanism of Hypnotically Altered Colors: A Double Case Study*, PLOS One8(8):e 70900 doi:10.1371/lournal.pone.007900

Kapitel 9

9.1 Beecher H K, 1955, *The powerful placebo*, Journal Am. Med. Association, 159 (17):1602-6

9.2 F Benedetti, 2008, *Placebo Effects: Understanding the mechanisms in health and disease*, Oxford Press

9.3 F Benedetti, 2011, *the many placebo effects*, Spanda Journal 11.1

9.4 I Kirsch et al, 1998, *Listening to Prozac but hearing placebo: a metaanalysis of antidepressant medication*, Prevention & Treatment, Vol. 1(2)

9.5 I Kirsch, 2010, *The emperor's new drugs: Exploring the antidepressing myth*, Basic Books

9.6 P Petrovic, 2005, *Placebo in emotional processing-induced expectations of anxiety relief activate a generalized modulatory network*, Neuro 46, 957-969

9.7 P Petrovic et al, 2002, *Placebo and opioid analgesia-imaging a shard neuronal network*, Science 295, 1737-1740

9.8 F Eippert et al, 2009, *Activation of opioidergic descending pain control systems underlines placebo analgesia,* Neuron 63, 533-543

9.9 F Benedetti, 2008, *The role of learning in placebo and placebo effects*, Pain 136, 211-218

9.10 F Benedetti et al, 1997, *Blockade of nocebo hyperalgesia by the cholecystokinin antagonist proglumide*, Pain 71, 135-140

9.11 F Benedetti et al, 2006, *The biochemical and neuroendocrine bases of the hyperalgesic nocebo effect*, J. Neurosci 26, 12014–12022

9.12 David J Scott et al, 2007, *Individual Differences in Reward Responding Explain Placebo-Induced Expectations and effects*, Neuron 55, 325-336

9.13 Martin Ingvar et al, 2012, *Nonconscious activation of placebo and nocebo pain response,* Vol. 109, no 39, 15959-15964, doi: 10.1073/pnas.1202056109

9.14 M Schedlowski, et al, 2002, *Behavioural conditioning of immunosuppression is possible in humans*, the FASEB journal vol. 16 no 14, 1869-1873

9.15 Svetlana Kirjanen, 2011, *the brain activity during pain relief using hypnosis and placebo treatments: A literature review*, efpsa Vol.3 no 1